JN036951

はじめる習慣

小林弘幸

日経ビジネス人文庫

はじめに◎今日が一番若い。今日が新しい人生のはじまり

私がよくいう言葉に「今日が一番若い」というものがあります。

ひょっとしたら、あなたは「けっこう歳をとってしまったなあ」「自分も○歳になったから」と感じているかもしれませんが、**5年後のあなたは確実に今のあなたを羨ましいと思っています。**

考えてみれば、当然です。5年前の自分を思い返してみてください。当時に戻れるとしたら「あんなことをしたい」「こんなこともやってみたい」と思うことがたくさんあるでしょう。そんな「5年前の自分」が今です。

何かをはじめるなら、今以上のベストタイミングはありません。

本書のタイトル『はじめる習慣』には「今日が新しい人生のはじまり」、そんな思いを込めています。

今日が一番若い。
今日が新しい人生のはじまり。

本書における「キーフレーズ」といってもいいでしょう。

とかく私たちは「ゴール」や「終わり」をイメージしがちです。「あと何年で定年だ」「このプロジェクトは数カ月後に完了する」「〇年後に子育てから卒業する」。終わりやゴールはイメージしやすいものです。自分の年齢を踏まえて「あと何年、生きられるか」を考える人もいるかもしれません。

しかし、**ゴールや終わりをイメージすると、どうしても寂しさや暗さが伴います。**

ゴールを想定することもときに必要かもしれませんが、人生の終わりをイメージするなんて、どう考えても明るい未来が開ける感じがしません。

私は長く自律神経の研究を行ってきましたが、**意識やイメージと自律神経は密接に**

つながっています。寂しさや暗さをイメージすると、それに伴って自律神経の状態も悪くなるのです。

反対に、希望やワクワク感を持っていると、それだけで自律神経が整い、実際に体の調子がよくなったり、感情のコントロールがしやすくなり、気持ちが前向きになったりします。自律神経の研究結果からも明らかです。

自律神経を整え、コンディションよく暮らす意味でもワクワクした気持ちでいることはとても大事なのです。

今日が新しい人生のはじまり。

そんな明るくて、前向きな意識を持つことで、あなたのコンディションは整っていきます。

◎はじめるといっても「新しいこと」ばかりではない

「はじめる」と聞くと、何か新しいことをはじめなければいけないと感じる人がいるかもしれません。「新しい分野の勉強をはじめる」「今までやってこなかったSNSをやってみる」「まったく新しいコミュニティに参加する」などです。

もちろん、そうした新たな挑戦も素晴らしいことです。やってみたいことがあるなら、どんどんチャレンジしてください。

しかし、**本書で想定する「はじめる」とは必ずしも新しいことではありません。**たとえば、昨日までとまったく同じ仕事を、まったく同じメンバーで、まったく同じ場所でやるとします。

そうした状況では、どうしても昨日と同じ感覚で新鮮味がなく、〝なんとなく〟仕事をしてしまうでしょう。

ここでキーフレーズを思い出してほしいのです。

今日が一番若い。
今日が新しい人生のはじまり。

今日が一番若く、新しい人生のはじまりだとしたら、あなたはどんな気持ちで仕事に取り組むでしょうか。どんな顔で職場のメンバーに会い、あいさつするでしょうか。少なくとも昨日と同じ顔、同じトーンであいさつはしないでしょう。

そこが大事なポイントです。

「今日が新しい人生のはじまり」と意識する習慣。

それが本書のメインテーマです。

そんな意識を毎日持つことができれば、こんなに素晴らしいことはありません。

とはいえ、毎日は難しいかもしれません。

ただし、**週に1回でも2回でもそんな思いで一日をはじめる**ことができれば、あなたの気持ちはまったく違ってくるはずです。

気持ちが変わると、それだけで自律神経にもいい影響を及ぼします。血流がよくなりますし、気分は前向きになり、集中力は増し、何事にもより意欲的に取り組むことができるようになります。まさにいいことずくめです。

◎何度挫折してもいい

「今日が新しい人生のはじまり」には、もうひとつとても勇気づけられる意味があります。

きっとどんな人にも「やってみたけれど、続けられなかった」「三日坊主で終わってしまった」という苦い経験があるはずです。ダイエットをはじめたけれど続かなかった。英会話の勉強をはじめたのに、身につかないまま放り出してしまったなどです。

しかし、そんなことを気に病む必要はまったくありません。

なぜなら「今日が新しい人生のはじまり」だからです。

ダイエットしたいなら、今日からはじめればいいだけ。英会話でも、その他あらゆることでも同様です。

はじめてみて続かなかったら、それはそれで構いません。

私はここで「続ける習慣」を皆さんにすすめているのではありません。皆さんが手に取ったのは『はじめる習慣』です。

人生で一番若い今日、何かをはじめたいと思ったなら、それをはじめればいいのです。

「また挫折するんじゃないか」「続けられないんじゃないか」。そんな不安を感じるとしても、なんら心配はいりません。**続けられなかったとしても、またはじめればいいだけだからです。**

たったひとつ「はじめる習慣」さえをやめなければ、人生はいつでも「新しい一日」を迎えることができます。

◎今日からまた新しいゲームがはじまる

「はじめる」というテーマにおいて前向きな話ばかりしていますが、人生はそんなに明るく、楽しいことばかりではありません。

とてつもなく辛いことがあったり、まさに今、苦しくてたまらない状況にいる人もいるでしょう。実際、私は病に苦しむ患者さんたちと日々向き合っています。仕事でうまくいかないことがあったり、対人関係に悩んでいたり、家族とのシビアな問題を抱えている人もいるでしょう。

本書を読みながら「そんな前向きに〝はじめる〟なんて気持ちになれないよ」と感じる人もいるかもしれません。それでもなお私は、今日という日を「新しい人生のはじまり」にしてもらいたいと願っています。

2023年、全国高等学校野球選手権記念大会の決勝で慶應義塾高等学校に敗れ、惜しくも優勝を逃した仙台育英学園高等学校硬式野球部の須江航監督は試合後にこんな言葉を残しています。

人生は敗者復活戦。

本当にその通りだと思います。

私たちの人生はままならないことばかりです。辛い境遇に打ちのめされ、下を向きたくなることもしばしばです。

でも、やっぱり顔を上げてほしい。そう私は願っています。そのほうが自律神経が整って、心身ともに健康でコンディションがよくなるからです。

今日が新しい人生のはじまり。

この言葉がどうにも受け止めにくいときは、たとえば「人生は毎日が敗者復活戦」と考えてみるのはどうでしょうか。

昨日は「負け」かもしれませんが、今日から新しいゲームがはじまります。

それがどんなゲームであっても構いません。

新しいゲームをはじめようとするあなたを、私は勇気づけたいと心から思っています。それは私が医師として、皆さんのためにできる大切な役割だと感じるからです。

◎コロナ期の不調を体の中に抱えている

私たちは新型コロナウイルス感染拡大によるストレスフルな時期を3年以上過ごし

てきました。会いたい人に会えなかったり、旅行へ行けなかったり、仕事や生活で不便や不都合を感じるなど、さまざまな負担を抱えながら暮らしてきました。大切な人を失った方もいるかもしれません。

一見、世の中はコロナ前の日常に戻っているように感じますが、3年以上とは決して短い期間ではありません。ストレスを抱え続けてきた私たちの体は、まだまだ不調を抱え込んでいる。そんな状態です。

実際**「なんとなくだるい日が増えた」「うつ気味だ」「やる気が出ない」「集中力が続かない」「体力が低下している」「頭痛がひどくなった」などの症状を訴える人はコロナ禍以降も増えています。**

そこまではっきり症状が出ていなくても、自律神経を乱し、全体にコンディションを落としている人はたくさんいます。

じつは2023年の夏頃から「自律神経に関わる体調の整え方」「不調との向き合い方」に関する問い合わせが一気に増えました。テレビやラジオ、その他のメディアからも多くの問い合わせ、出演依頼が相次いだのです。

実情を聞いてみると、生活はコロナ前に戻っているけれど、不調を訴える人がすごく多い。番組にもそうした問い合わせが増えて、**「なんとなく調子が悪く、自分が自分でないような違和感が続いている」と語る人が大勢いる**というのです。

これは決して単なる感覚の話ではなく、医学的な研究でも明らかになっています。スペインのある医療機関が研究したところ、感染時の症状が軽度から中程度だった人のうち**「迷走神経の損傷」に関わる症状を訴える人が3分の2以上いる**ことがわかったそうです（「Forbes JAPAN」２０２３年7月23日／William A. Haseltine［新型コロナ後遺症、主因は「迷走神経」の損傷か　研究結果］）。

迷走神経とは、まさに副交感神経の一部。体のさまざまな器官とつながっていて、迷走神経にダメージを受けると、各器官そのものに問題がなくても、正しく機能しなくなります。体のいろんなところに不調を来す可能性があるということです。

それが全体的なだるさにもつながりますし、「自分が自分でないような違和感」とは「具体的にどこが悪い」というより、**全体を司っている自律神経の不調**をよく表した表現です。

今の時代は気持ち的には「アフターコロナ」と呼べるのかもしれませんが、感染者がいないわけでもありませんし、アフターコロナ特有の不調をみんなが感じ、認識しはじめた時期でもあります。

そんな人たちにぜひとも伝えたいのは「以前の状態に戻そう」ではなく、**自分なりの「新しい健康状態」「新しいコンディションづくり」をはじめてほしい**ということです。健康・コンディションづくりにおいても、今日が新しい人生のはじまりなのです。

今日が一番若い。
今日が新しい人生のはじまり。

本書がその一助になるとしたら、こんなに嬉しいことはありません。

2023年11月

小林弘幸

はじめる習慣　目次

第1章

まず、はじめてみる

第2章 ストレスを減らす毎日のひと工夫

第3章

流れを意識する

第4章 気持ちを整える

第5章 モヤモヤ、イライラを上手に軽減する

第6章 年齢に向き合う

第7章 「体の不調」をリカバリーする

第8章 「ワンランク上の健康」を目指す

第9章 「食」を整える

第10章 「自分スタイル」で生きる

第11章 自律神経を整え、人生を豊かにする行動習慣

編集協力――イイダテツヤ
校正――内田翔

本文を読む前に——

自律神経について

本書には自律神経の話が何度となく出てきます。というより、ほとんどが自律神経に関係する話といったほうがいいでしょう。

自律神経の概要や前提を理解しておくことは健康づくりやコンディション維持にも有効なので、ここでその説明をしておきます。

そもそも人間の体には「手・足・口」など自分で動かせる部分と、「血管、内臓」など自分では動かせない部分があります。

後者の「自分では動かせない部分」を司っているのが自律神経。その名の通り「自律的」（自動的）に体の中で働いています。

その自律神経の中には「交感神経」と「副交感神経」のふたつがあります。

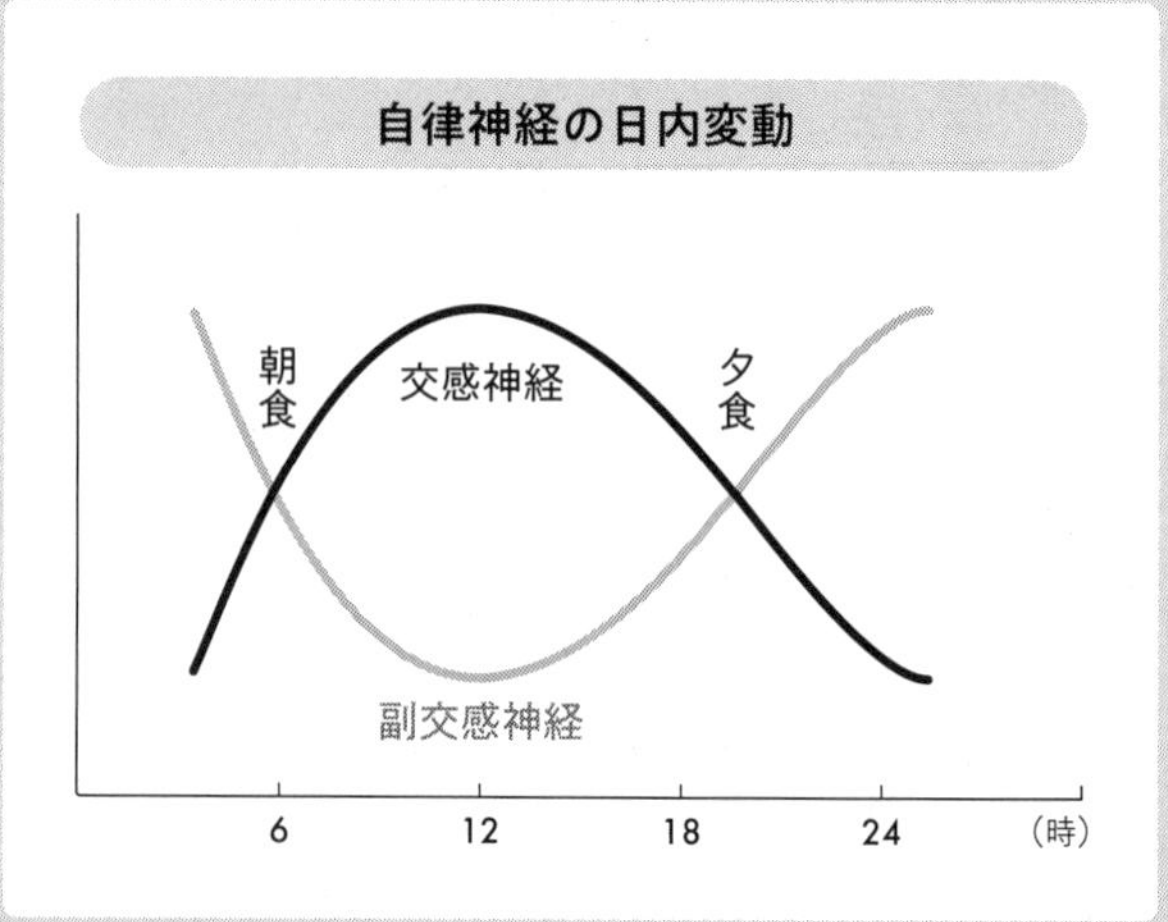

交感神経は車でいうとアクセルのようなもの。体を活動的にする働きを担っていて、運動したり、緊張したりすると交感神経は高まります。

一方の副交感神経はブレーキの役割を担っていて、リラックスしているときに優位になります。

交感神経、副交感神経には日内運動があって、朝、体が「活動モード」に入っていくときは交感神経が優位となり、夜「休息モード」になると副交感神経が優位になります。

こうした日内運動を上手に利用するのも自律神経を整えるコツです。

たとえば、朝起きたら太陽光を浴びる。太陽光を浴びることで身体は朝であることを認識して「活動モード」のスイッチを入れます。そして、朝食をしっかり食べる。こうしたことで交感神経がしっかり高まってきます。

一方、夜の「休息モード」では、交感神経が高まるような過度な運動、テレビやスマートフォン（スマホ）を夜遅くまで見るなどの行為を控えることが大切です。ゆったりと入浴する、穏やかな気持ちで一日を振り返るなど「休息モード」を意識することで自律神経は自然に整っていきます。

■血流は「思考力」や「感情のコントロール」ともつながっている

日々のコンディショニングにおいて血流は非常に大切です。もちろん、その血流も自律神経が担っています。

血流が悪ければ、体中に十分な栄養や酸素が運ばれなくなります。するとひざや腰、首などが痛くなる原因にもなりますし、脳に栄養が運ばれなければ、集中して考えたり、感情をコントロールしたりすることが難しくなります。

じつは「血流」は思考力や集中力、感情のコントロールにも大きく関係しているのです。

交感神経が過剰に高まると、血管が収縮し、血流が悪くなります。

反対に、副交感神経が高まってくると、血管が弛緩し、体の隅々の毛細血管までしっかりと栄養や酸素が届くようになっていきます。

緊張しているとき、頭がぼーっとして集中できなくなったり、手の指先が冷たくなったりすることがあるでしょう。これは緊張によって交感神経が跳ね上がっている結果、血管が収縮し、血流が悪くなっている証拠です。

そんなときは大きく、ゆっくりと深呼吸すると、交感神経が落ち着き、副交感神経が高まってくるので、血流がよくなり、体の状態が整ってきます。

こうした自律神経の働きを理解しておくと、日々のコンディショニングに大いに役立ちます。

■自律神経を整えると免疫力もアップする

新型コロナウイルスの感染拡大もあり、近年は「免疫力」を意識する人が増えてきました。じつは免疫力も自律神経と密接につながっています。

もう少し細かくいうと、免疫力を担う白血球と自律神経が深く関係しているのです。白血球の中には「大きな異物」を退治する顆粒球《かりゅうきゅう》と「小さな異物」を退治するリンパ球があります。このふたつが体内に入ってきた「異物」と戦ってくれるのです。これが免疫機能です。

交感神経が優位になると顆粒球が増え、副交感神経が優位になるとリンパ球が増えることは研究でもわかっています。

つまり、交感神経と副交感神経の双方が適切に働くことで体内に侵入してきたさまざまな異物を退治することができます。それだけ免疫力が高くなるわけです。

■自律神経も歳をとる

どんな人も年齢を重ねてくると「だるい」「めまいがする」「肩がこる」などさまざまな不調を感じることが増えてきます。

こうした加齢による症状も自律神経が深く関係しています。

じつは30歳を過ぎた頃から自律神経の状態は徐々に悪くなってくるのです。

もちろん個人差はありますが、男性は30代あたりから、女性は40代あたりから、特に副交感神経の低下が見られるようになってきます。

しかし、年齢とともに衰えていく筋力をトレーニングによって補うことができるように、自律神経も日々の生活習慣や意識づけによっていい状態を維持することができます。やはり基本は規則正しい生活。運動、睡眠、食事に気をつけることが一番です。

本書でも自律神経を整えるための習慣についてたくさんご紹介していくので、ぜひ自分にできそうなところから実践してみてください。

第1章

まず、はじめてみる

01

「はじめるハードル」はとにかく低く

第1章でお伝えしたいメッセージは**「とにかく、はじめてみましょう」**です。

多くの人にとって「はじめる」はとても高いハードルです。

英会話や投資の勉強をしたいと思いながら、なかなかはじめられない。資格試験にチャレンジしようと思い立ってから、もう2年も3年も経過している。そんな人もいるでしょう。「はじめる」こと自体がなかなかの難関で、**「達成」**より**「はじめるハードル」**が高い人は大勢います。

しかし、人生を豊かにするために「はじめる」はとても大事な要素です。

私は**「〝現状維持でいい〟と思うところから老化がはじまる」**と考えています。今の世の中は変化に満ちていて、同じ場所で、同じことをしているだけではどうしても取り残されてしまいます。

そこで大事なのは「はじめるハードル」を下げること。

立派なこと、新しいことをはじめなくても構いません。「はじめたけれど、まったく続かなかった」でも問題ありません。

なによりも「はじめる」を習慣にしてほしいのです。

たとえば明日、あなたは何をはじめますか？

駅でエスカレーターを使わずに階段を使う。

職場の人に「おはよう」と「ありがとう」を大きな声でいう。

月に1冊本を読むために、仕事帰りに本屋へ行く、など何でも構いません。

続かなくても、効果がなくても、重要な意味がなくてもOK。

「はじめるハードル」を下げ、はじめる習慣を身につけることがなにより大事です。

また「何をはじめればいいかわからない」という人にもこの章の内容がきっとヒントになるはずです。

「さあ、何をはじめようか」。そんな気持ちでこの章を読み進めてみてください。

02

最初にやるのは「机の上をきれいにする」

何かをはじめるにあたり、最初に必要なことは何でしょうか。

それはズバリ「机の上をきれいにする」です。実質的にも、比喩的な意味においてもまずは机の上をきれいにすることが大事です。

今、はじめたいことがあるけれど、なかなか手をつけられずにいる。あるいは「はじめる」といっても何をすればいいのかわからない。そんな人は多いでしょう。

どちらの人にもまずおすすめしたいのが、**机の上や自分の周りをきれいに整理する**ことです。

どんな人でも経験があると思いますが、「勉強しなきゃ」「仕事をしなくちゃ」と思っていても、机の上が散らかっているとなかなかその気になれません。

しかし、机の上が整理され、不要なものが乗っていない状態だと「さあ、はじめよう」と自然に思えるものです。

中には雑然とした状態でも勉強や仕事ができる人もいますが、少なくとも「なかなかはじめられない」「何をすればいいかわからない」という人ならば、まずは整理からはじめてみてください。

その際「机の上を完璧にきれいにするんだ」と過度に大きなゴールを目指すのではなく、**ほんのちょっとでいいので片づける。これがコツ**です。

机の上に散らばっているペンや付箋を片づけるだけでもOK。無造作に置いていた本を本棚にしまうのでも構いません。そうやって少しでも片づけはじめると、知らず知らずのうちに、いろいろ片づけてしまうものです。「はじめるハードル」さえクリアすれば、思った以上にはかどるものです。

そして、きれいになった机の前に座り「さあ、どうしようか」と考えてみてください。この時点で**気持ちはリフレッシュされ、自律神経は確実に整っています**。あなたは自然に「はじめたくなっている」はずです。

03

終わったものを捨てる

片づけをするとき、ひとつ意識してほしいことがあります。

それは「終わったものを捨てる」です。何かをはじめるために片づけている場合には特に大事な意識です。

わかりやすいところでいえば、資格取得を目指してきたけれど、結局合格できず、別の道を目指すようなケース。そんなときに大事なのは、これまで使ってきた参考書や資料をすべて捨てること。

「せっかく勉強してきたのにもったいない」「もしかしたら、この先使う日がくるかもしれない」「思い出として残しておきたい」という人もいますが、捨てましょう。

人間の心はそんなに都合よく切り替えられるものではないからです。

目に見える形で「終わったものを捨てる行為」をしなければ、なかなか気持ちは切り替わってくれないのです。

恋愛でも、別れた恋人からもらったものをすべて処分することで気持ちを切り替える人は多いでしょう。これは理にかなっています。

「物理的にものを捨てる行為」によって気持ちがすっきりして自律神経も整ってきます。

私はよく**「メンタルの問題をメンタルで解決しようとしない」**と話していますが、何かを終わりにして次に向かいたいとき、いくら「気持ちを切り替えよう」とがんばったところでそうそううまくいきません。

必要なのは「物理的な行為」。**次に向かうときには「物理的に終わらせること」が何より必要**なのです。

何かをはじめようと思うなら、すでに終わっているものたちを勇気を持って捨ててください。「手放す」と表現してもいいでしょう。

物理的に手放すことであなたの気持ちは自ずと切り替わっていきます。

04

勢いだけでやろうとしない

新しいことをはじめるときにはふたつのパターンがあります。

ひとつはがむしゃらに「とにかくやってみよう！」と踏み出すパターン。

もうひとつは入念な準備をしてから踏み出すパターンです。

自律神経の専門家としては断然後者をおすすめします。

がむしゃらに飛び込んでいく勇気は素晴らしいですが、やはりそれでは自律神経が乱れやすくなります。自律神経が乱れれば、体の動きも、脳の働きもベストからは程遠くなり、成功確率は下がります。

たとえば、サッカーの試合で90分や120分では決着がつかず、ＰＫ（ペナルティーキック）戦にもつれ込むことがあるでしょう。

この場合に「蹴る選手をその場の立候補で決めるケース」がときどきあります。監督としては、選手の意思や前向きな思いを大事にしたい。そんな考えもあるのでしょう。選手にしてみれば「自分はキャプテンだから」と責任感を発揮する人もいるでしょうし、「チームの中心である自分が蹴るのは当たり前」と自信を示す選手もいます。

しかし、自律神経の観点からすれば、やはり事前にＰＫを蹴る選手は監督が決めておくことが賢明です。そして、選ばれた選手たちは試合前から、技術的にも精神的にも入念な準備をしておくべきです。

そのほうがいざその瞬間が訪れたとき、肉体も、精神も安定した状態で臨めるからです。**それだけいいパフォーマンスができる**可能性が高まります。

スポーツの世界には**「負けに不思議の負けなし」**という言葉があります。負けるにはやはり相応の理由があり、ＰＫを失敗するからには、そこにつながる原因、理由があるものです。

何かにチャレンジするとき、勇気はたしかに必要です。しかし、ベストなパフォーマンスを発揮するための準備はそれ以上に大切なものです。

05

「30分だけ新たな気持ち」で取り組む

本書のタイトルは「はじめる習慣」。

「はじめる」と聞くと、何か新しいことをしなければいけないと思われがちですが、決してそうではありません。**これまでやってきたことに新しい気持ちで取り組む。**これも立派な「はじめる」だと私は捉えています。

たとえば、あなたにも「やりたくない仕事」「面倒な作業」があるはずです。その種の仕事はどうしても「嫌だなあ」「面倒くさいなあ」と思いながらダラダラやってしまいます。

そのときこそ思い出してほしいのが「はじめる習慣」です。

ダラダラ続けるのではなく、一度手を止めて深呼吸を5、6回して「さあ、今から

30分だけ新たな気持ちで取り組もう」と切り替えてみてください。

正直いうと、私も外来の診察をしているとき「あと何人いるのだろう」「いつになったら終わるのか」などの思いにとらわれることがあります。

しかし、そんな状態で仕事をしてもパフォーマンスは下がり、早く終わるわけでもありません。むしろ集中力が下がり、いつも以上に時間がかかってしまいます。

嫌で面倒な仕事ほど、そんな非効率なやり方をするのではなく、とにかく「今から30分、新たな気持ちで取り組む」を試してみてください。

すると30分どころか、60分、90分と集中してしまっていることもよくあります。

日々自分が**「なんとなくやっている業務」について**も**「もっと新たな気持ちで取り組むとしたら、どうするだろう？」と考えてみる**のも有効なアプローチです。

今までずっとやってきたことでも新たな気持ちで取り組むようになれば、日々の充実度や満足度は違ってきます。

これも重要な「はじめる習慣」のひとつです。

06

勉強するから意欲が生まれる

近年、リスキリングという言葉をよく耳にするようになりました。これは「新しい分野で新しいスキルを習得する」という意味のものです。

新しい学びを政府も推奨していますが、**自律神経の観点からも新しいことを学ぶのはとてもおすすめ**です。

何かを学ぶと気持ちが前向きになり、意欲的になります。

それは周囲を見渡してみれば一目瞭然。何かを積極的に学んでいる人とそうでない人を比較すれば、明らかに前者のほうが前向きで、気力が充実しているものです。気持ちが前向きになれば、それだけ体のコンディションもよくなり、日々の充実度も違ってきます。**日常に充実感を覚えていると、睡眠の質もよくなりますし、朝起きた**

ときの気分も違う。まさにいいことずくめです。

「今、何も学んでいない」という人は、ぜひ何か学びはじめることをおすすめします。何も学ぼうとしないのは「現状維持でいいや」と思っているのと同じ。そう思った瞬間から老化がはじまると考えてください。

こんな話をすると「自分には学びたいことがない」「何を学べばいいかわからない」という人もいます。そんな人はもっと気軽に考えてみましょう。「学び」が仕事につながっていなくても構いません。**少しでも興味があることなら何でもOKです。**

テレビでラグビーやバスケットボールの日本代表戦を観て興味を持ったなら、クラブチームの試合を観てみるのでもいいですし、NHKの大河ドラマを観ている人なら、その時代の歴史の勉強をはじめるのも一案です。最初はさほどやる気がなかったとしても、学んでいるうちに必ず意欲が湧いてきます。

学びとは「意欲があるからやる」のではなく「やっているうちに意欲が生まれる」ものです。ぜひ、何かを学んでみてください。

テーマは問いません。学ぶことであなたは毎日進化していきます。

07

気になる用事は3日以内にやる

気になっていることがあるのに、なかなか手をつけられない。

そんな人も多いのではないでしょうか。

リビングの電球がひとつ切れているのに、ひとつくらいついていなくても生活はできるのでそのままにしてある。自転車の空気を入れなくてはいけないのに、放置してしまっている。溜まっている書類があるけれど処理していない。送らなければいけないメールや郵便があるのに、手つかずになっている。数え上げればキリがありません。

もちろん理想は「気になっていることはすぐ、その場でやる」です。

しかし、それができる人はすでにやっているので、問題自体が起こっていません。

やはり問題は**「つい先延ばしにしてしまう性格の人」**。気持ちはすごくわかります。

しかし、気になっていることを放置していると、それだけで集中力が下がりますし、そのことにとらわれていいことはありません。

そこでおすすめなのは「気になる用事は3日以内にやる」と決めてしまうことです。そのためにもまず「気になっていること」をすべてノートに書き出してください。

前述した用事はもちろん「歯の検診を受ける」「銀行へ振り込みに行く」など気になることは全部書き出します。

そして、そのすべてを3日以内に完結させます。

この方法のいいところは**「ノートに書くこと」によって「はっきりとした用事」になること**です。

誰だって「友人と食事に行く」と決まっていれば「なんとなく行かない」「先延ばしにする」なんてことはまずしません。つまり「気になっているけれど、手がつけられない」のは「きちんとした（期限のある）用事」になっていないからです。

ノートに書いて期限を決める。できることなら、**いつやるかをスケジュール帳に記入して**ください。それだけで用事はかなり片づきます。

08

〝三日坊主〟は当たり前。はじめるだけでいい

「何かをはじめることはできるのですが、それがまったく続かないんです」

そんな悩みをときどき相談されるのですが、私は迷わず「それって普通ですよ」と答えます。

慰めでも、気休めでもなく、それが純然たる事実。一度はじめたことをずっと続けられる人なんてほとんどいません。その人は継続する能力がずば抜けて高いのです。

一方、私も含めて普通の人なら三日坊主は当たり前。何かをはじめただけ優秀なくらいです。

一番よくないのは「続かなかった自分」を責めたり、クヨクヨ考えること。続かなかったこと自体より、自分を責める行為によって自律神経が乱れ、コンディションが

悪くなっていきます。

さらに悪いことに「続けられなかった……」というネガティブな記憶によって次に何かをはじめることができなくなってしまいます。

何かをはじめて続かなかったら、またはじめればいいだけです。

それがまた続かなければ**「これは私に向いてないのかな。じゃあ、ほかのことをやってみよう」**と思えばいいだけです。

本書は「はじめる習慣」を推奨していますが、決して「続かなければいけない」とは説いていません。むしろ続かないのは普通。だからこそ、再びはじめたり、新しい何かをはじめること自体を習慣にしてほしいのです。

ダイエットや勉強、散歩、日記、英会話など「続かないもの」は世の中にあふれています。それでもいいので、ちょっとでも気になったなら、ぜひはじめてみてください。動画サイトで関連動画を観るだけでもいいですし、書店へ行って関連の本をパラパラと眺めるだけでもOK。

続かないのはごくごく普通のことなので**「はじめること」をやめないでください。**

第2章

ストレスを減らす毎日のひと工夫

09

大事なのは「受け入れる」と「放置せずに対策する」

私たちの生活は「ストレス要因」にあふれています。

カバンに入れたはずのスマホが見つからない。

家の鍵をかけ忘れたんじゃないかと気になって仕方がない。

銀行のウェブサイトにログインしようと思ったらIDとパスワードがわからない。

電車の乗り換えがうまくいかない。

数え上げればキリがありません。わずかなストレスも感じることなく一日を終えられたら、それは奇跡。年に一度あるかないかのラッキーデーです。

大前提として、ストレス要因を完璧に回避することはできません。裏を返せば、自律神経を乱さないための基本姿勢は「期待しない」です。「まあ、そういうこともあるよね」と受け入れる気持ちが大切です。

とはいえ、私たちもストレス要因に「やられっぱなし」ではいられません。

この章ではそんな**ストレス要因となりそうなものを少しでも回避**するための生活の知恵や工夫を紹介します。ここでの項目を**ひとつでもふたつでも実践**してみると、ストレスを感じる機会は減るはずです。

そして、もうひとつ大事なことがあります。

それは、ここで取り上げていないものでも、自分がストレスを感じることがあるなら、放置せず「どうしたら回避できるか」を考えること。適切な対策を講じたり、自分の受け止め方を変えるなどの工夫をすることが重要です。

そうしたトライアンドエラーも、自分の向き合い方次第でけっこう楽しくなるものです。そんな生活を楽しめるようになれば、ストレス要因も怖くありません。

自律神経を乱さない人の多くは、過度な期待をせずに「受け入れる」と「放置せずに対策する」の両方をバランスよく行っています。

10

鍵をかけたら「ドアに話しかける」

出かけるとき、家の鍵をかけ忘れたんじゃないか。

そんな心配を感じる人も多いのではないでしょうか。家の鍵に限らず、車の鍵、部屋のエアコン、コンロの火を消し忘れたのではないかなど気になることは無数にあります。

じつは私もよくあります。月に何度かはわざわざ家に戻り、鍵がかかっているか確認に行くほどです。たいていは取り越し苦労で、ちゃんと鍵はかかっているのですが、気になってしまうのですからどうしようもありません。

生理学的にいって、年齢を重ねるほど**「やったかどうかが気になる機会」**が増えるのは当然です。若い頃に比べて認知機能が低下しているので**「ながら」でやった行為**

をしっかり認知できなくなっているのです。

そこでおすすめなのが「声出し確認」。家の鍵を閉めたら「鍵、閉めましたよ」とドアに話しかけます。エアコンを消したときも「エアコンを消しました」と声をかける。

単純な方法ですが、これがかなり効果的です。

ただ自然にやっていると「やったか、やっていないか」をさらっと流してしまいますが、**声かけによって行為が印象づく**ためです。

最近の鍵はカード式やタッチレスも増えて、指で軽く触れたり、近づくだけで家や車の鍵が開け閉めできるシステムもあります。とても便利である半面、行為が流れに埋もれてしまう状況はむしろ増えているわけです。

そんな場面でも**「鍵、閉めましたよ」「エアコンを消しました」**とひと声かければ、行為を印象づけることができます。便利な世の中に反しているようにも感じますが、「鍵をかけ忘れたんじゃないか」と思うだけで間違いなく自律神経は乱れ、その日のコンディションは低下します。

「声出し確認」をぜひはじめてみてください。

11

カバンが黒なら
スマホケースはオレンジ色にする

年齢を重ねるごとに認知機能が低下するのは誰にでも起こること。そんな自然の摂理に抗っても仕方ありません。

私たちにとって大事なのは、自分ではコントロールできないことはあっさり受け入れ、その上でストレスを減らし、自律神経を乱さない工夫をいかにしていくかです。

そのひとつに「カバンとポーチ（小物入れ）などの色を変える方法」があります。

カバンの中からものを取り出すとき、なかなか見つからないとそれだけでストレスです。

まして「あれ、忘れてきたのかな」と思ったり、携帯電話が見つからず「もしかして、ランチをしたお店に置いてきたのかも」なんて思った瞬間に自律神経は乱れます。

ここでのポイントは、**実際に忘れていなくても「忘れたかも！」と思った瞬間にコンディションを崩している点**。そんな事態に陥らないためにも「カバンの中にあるのに、見つけにくい状況」を排除しておく必要があります。

そのために有効なのが、カバンとポーチの色、あるいは財布や定期入れ、スマホのケースの色などを極端に変えておくことです。

私は黒いカバンを使うことが多いので、バッグ・イン・バッグとして使っているポーチは明るいオレンジ色にしています。カバンを開けた瞬間、その鮮やかな色が目に飛び込んできます。カラフルなバッグを使っている人なら、逆に黒や茶色など深い色のポーチや財布、スマホケースを選ぶことをおすすめします。

カバンやポーチ、財布や定期入れなどをお気に入りの色に統一している人ももちろんいるでしょう。それで気分がよくなり自律神経が整うなら、それも悪くはありません。しかし「カバンの中のものを探すストレス」を少しでも感じているなら、**色を極端に変えてみるのも一案**です。

認知機能の低下を上手に補うのも、心地よく暮らすために大事な要素です。

12

「大事なことノート」をつくる

人生において**「探しものをしている時間」ほど無駄なものはありません。**

探している時間や労力もマイナスですが、私からすれば「なかなか見つからない」とイライラしたりモヤモヤすることによる自律神経の乱れ、コンディションの低下のほうがデメリットは大きいと感じます。

近年、多くの人が共通して抱えているのが「大事なのに頻繁に使うわけではないサイトなどのＩＤやパスワードがわからない」という問題です。スマホやブラウザが記憶していて、たいていの場合は自動で入力されるのですが、入力されないこともあります。そうした情報こそ、いざ必要になったときストレスのタネになります。

そこで実践してほしいのが「大事なことが書いてあるノート」を１冊つくること。

SNSや何かしらの会員サイトにログインする情報、銀行や証券会社の情報、クレジットカード、マイナンバーカード、運転免許証や旅券、病院関連など**「大事だけれど、頻繁に使うわけではない情報」**はたくさんあります。

こうした情報をすべて1冊にまとめておきます。

私の知り合いに、マンションのポストに鍵がかかっていて、それを開ける番号をド忘れして、管理人がやってくる翌週の月曜日まで開けられなかったなんて人もいます。それだけで数日はイライラ、モヤモヤが溜まり、自律神経は乱れまくっています。

「大事なことが書いてあるノート」をつくるときのコツは、今すぐすべての情報を書き込み、完璧なノートをつくろうとしないことです。「これから1カ月くらいでつくっていこう」と余裕を持たせることが大事。「大事な情報を入力する機会」が訪れたときに**少しずつアップデートしていけばOK**です。

これさえやっておけば、この先の人生で「あれ、あの番号ってなんだっけ？」の時間が省けます。それだけ自律神経を乱す原因を排除できるのです。もちろん、このノートを失くしたりしないよう、くれぐれも管理には気をつけてください。

13

「初めての人」「初めての場所」は必ず調べる

初めての場所へ行くとき、初めての人に会うときにどうしてもドキドキしてしまう。そんな相談を受けることもあります。たしかに**「初めての体験」は自律神経を乱しやすい要素**のひとつです。

ここでの考え方は「あらかじめできることはすべてやっておく」です。

現代では初めての場所へ行くとき、インターネットで調べるのは必須の行為といえます。その場所への道順、車で行くなら駐車場の有無、料金、駐車場への入り方、電車で行くなら乗り換えや所要時間などを調べておくことができます。最近は道路の渋滞状況だって瞬時にわかってしまうほどです。

新しい人に会う場合でも、かなりの確率で相手を調べることができます。

名前がわかっていれば、検索して本人のＳＮＳを確認できる可能性もありますし、人によっては音声や動画をチェックすることもできるでしょう。その人が話している様子や声のトーン、表情などを確認できれば、人物像を大きくつかむことができます。

おまけに、会ったとき「動画観ましたよ」「音声配信を聞かせてもらいました」といえば、相手も喜んでくれますし、話も盛り上がります。一石二鳥どころか、三鳥、四鳥のメリットがあります。

今の世の中「初めて会う」前に相当量の情報をゲットできるのです。

初めての場所へ行ったり、初めての人と会うことで過剰に交感神経が高ぶってしまう人は**「わかることは全部調べる」を習慣**にするといいと思います。

それなりに情報が集まれば、安心することができますし、「やれることはやった」という感覚自体が自信や安心につながります。

あとは、**とにかく時間に余裕を持つ**こと。どんなに入念に調べても、時間に遅れそうになったら自律神経は乱れてしまいます。

14

「ペースメーカーになる仕事」をつくる

ひと言で仕事といっても、いろいろな業務があります。資料づくりをすることもあれば、ミーティング三昧の一日もあるでしょう。お客様や取引先にプレゼンすることもあれば、研修を受けたり、研修の講師をする場合もあるかもしれません。

そこでおすすめなのが、自分なりの「ペースメーカーになる仕事」をつくること。

どんな人にも**「この仕事をすることで、なんとなく状態が整う」「気分がリフレッシュできる」「集中力が回復する」**などの業務があるはずです。それを「ペースメーカーになる仕事」と位置づけて、上手にスケジューリングしてみてください。

たとえば、私にもさまざまな仕事があります。外来の診察もあれば、研究をしたり、論文を書く仕事もあります。一方、テレビやラジオの出演、取材を受けたり、講演をすることもあります。書籍の執筆や会議に出席するのもよくある仕事です。

当然、楽しく、前向きになれる仕事もあれば、あまり気が進まないものもあります。私の場合は講演がけっこう好きで、自分なりのペースメーカーとなる仕事だと位置づけています。

いわゆる「ワクワクできる仕事」でもあるのですが、それとはちょっとニュアンスが違って、自分なりに仕事のペースを戻してくれたり、コンディションを整えてくれるような仕事。そんな意味合いです。

講演をするからには聴いてくれる人の人数や属性を考え、テーマや内容、構成などを考えます。もちろん体調管理もしますし、相応の準備を進めます。そして本番を迎える。

その一連のプロセスによって心身ともに私のコンディションが整っていくわけです。

適度にペースメーカーが入ると、仕事に流れができて、コンディション維持にも役立ちます。

15

普段とは違う「頭の使い方」をする

脳は使えば使うほど活性化していく器官です。

普段、生活しているだけで私たちは脳を使っていますが、意外と同じような使い方しかしていません。

そこでおすすめしたいのが、普段とは違う頭の使い方を意識的にすることです。**普段まったくパズルをやらない人がパズルをやる。**本を読まない人が本を読む。本の中でも小説ばかり読む人なら、学術的な本を読んでみるとか、**ラジオを聞かない人がラジオや音声配信を聞いてみる**のもいいでしょう。

そのほか、英単語や漢字を覚える、集中してきれいな文字を書く練習をするなどもいいアプローチです。

普段とは違う脳の使い方をすることで、脳に適度な刺激を与え、リフレッシュすることができます。

じつはコロナ禍以降、「集中力が続かなくなった」「ぼんやりすることが多くなった」と訴える人は少なくありません。

コロナに感染した人だけでなく、一度も感染していなくても「コロナ禍を経た後遺症」を訴える人も多いのです。

コロナ禍ではずっとマスク生活をしたり、周囲との距離感を気にしたり、人と会えなくなったり、オンラインのコミュニケーションを強いられるなど**知らず知らずのうちにストレス**を抱えてきました。

こうしたストレスを受け続けると、体の中では何かしらの炎症、反応が起こっています。そして、**今でもその積み重ねが体の中に残っている状態**です。

結果、集中力が続かなかったり、ぼんやりしてしまうなどの症状が出ます。

そんなときの簡単な対策のひとつとして、普段とは違う頭の使い方をする。あまり真剣になりすぎず、気軽に試してみてください。

16

「今日、1時間だけ○○をする」と意識する

元気に、前向きに生活するコツのひとつは「新鮮な気持ちで日々暮らすこと」。

たとえば、**新しい靴を履いて出かける日はそれだけで新鮮な気持ち**になります。たったそれだけで気持ちがすっきりして、前向きになれます。実際、体の中でも交感神経が適度に上がり、活動的な状態になっています。

反対に、いつも同じでダラダラ過ごしていると「なんとなくおもしろくない」「なんとなく生活に張りがない」などの思いを抱え、小さなストレスを積み重ねることになります。

こうした**気分と自律神経は互いに影響**し合っています。

とはいえ、毎日新しい靴を履いて出かけるわけにはいきません。

そこでおすすめなのが「今日は1時間だけ〇〇をする」と毎日決めることです。

今日は1時間だけカフェでお茶をする。1時間だけ好きな音楽を聴く。

そんなことで構いません。ただし、しっかりと「今日は1時間だけ〇〇をする」と決め、意識することが大事です。

大袈裟にいえば、それが**今日の「スペシャルイベント」**だからです。

1時間やる「〇〇」は本当になんでも構いません。

私の知り合いには「今日は1時間だけ、ドラマで見た福山雅治さんの話し方を意識する」をやっている人がいました。聞けばあるドラマで福山雅治さんが誰に対しても、いつも丁寧な敬語を使っていたのが印象的で、その真似をするというのです。じつにユニークなアプローチです。

でも、本当にそんなことでいいのです。

そうやって「今日、1時間だけ〇〇をする」を実行すると、ただ流れていく一日に「特別な時間」が誕生します。

その新鮮さが自律神経には良い影響を及ぼすのです。

17

トラブルは「リカバリーしない」と決める

何か問題が起こったとき、たいていの人は「なんとかしなきゃ」「どうしたらうまく収められるだろう」と考えます。

しかし、このとき最初に考えるべきは「自分でなんとかできる問題か、自分ではどうにもならない問題か」です。

どんなに深刻な問題でも「自分ではどうにもならない問題」であれば、考えても仕方ありません。そんなに簡単に気持ちを切り替えられないとは思いますが、そういう人こそ**「これは自分ではどうにもならない問題だ」と声に出していってみてください。**

それだけでも、気持ちが多少は落ち着きます。

そして、ここでお伝えしたいのは「リカバリーしないと決める」です。

特に対人関係の問題では、なんとかリカバリーしようと思ってやったことが、かえって状況を悪化させることはよくあります。本当に謝る必要があるときは誠実に謝ればいいと思いますが、実際には「リカバリーしない」と決めるのも悪くない方法です。

「何もしない」が最善であることは本当によくあります。

私は漫画が好きでよく読むのですが、「ビッグコミックオリジナル」に『卑弥呼』の物語が連載されています。そこで出てきたエピソードにこんなものがありました。

卑弥呼がある意思決定をする際、賛成派と反対派の意見が飛び交う中「じっと待つことが重要だ」と意思決定を保留にして、別の意見をいう第三者の登場を待つというもの。そこで「どちらが〝本当〟の真か」を見極められるという教えです。

「リカバリーしない」とは少し状況が違いますが、特に何もせず、状況が変わるのを待つ。これも大事な決断のひとつです。

大事なのは「決断しない」ではなく、**「リカバリーしない」「何もしない」と決めること**です。状況は何も変わりませんが、そう決めた瞬間から自律神経は整ってくるものです。

18

電車移動では「あえて歩く乗り換え」をする

移動は誰にとってもストレス要因のひとつです。特に**電車移動は何かと自律神経を乱す要素も多い**でしょう。満員電車は不快ですし、夏でも冷房が効きすぎて寒かったり、冬でも暖房や混雑具合で汗をかくこともしばしばです。

そして、忘れてはならないのが乗り換えです。

乗り換えがうまくいかず時間をロスしたり、目的のホームまで距離があることにイライラすることもあるでしょう。

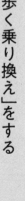

ずいぶん前から、どの乗車口で乗り降りすると出口やエレベーターに近く、乗り換えに便利かが駅のホームに掲示されるようになりました。非常に便利な表示です。

しかし、私はその表示を使いあえて「乗り換えに不便な乗車口」で乗り降りするようにしています。

これをいうと「どうしてそんなことをするんですか！」と驚かれることもあるのですが、理由は単純。どうせ乗り換えるなら、**歩く距離を少し増やして、それを自分なりの運動にあてたい**からです。

時間に余裕がないときはその限りではありませんが、できるだけ「あえて歩く乗り換え」「あえて階段を使う乗り換え」をするようにしています。

これによって運動することができるのは大きなメリットです。

さらに、通常なら「ここの駅は乗り換えが不便で嫌だ」と気分を害し、自律神経を乱してしまうところでも**「これはたっぷり歩けるぞ」とポジティブに捉える**ことができます。

気持ちがポジティブになり、適度な運動もできるのですから、こんなに自律神経にいいことはありません。

これを「毎回やりましょう」とはいいませんが、ときには実践してみてはいかがでしょうか。けっこうな満足感があり、悪くない方法です。

第3章

流れを意識する

19

「悪い流れ」に翻弄されない

この章のテーマは「流れ」です。

どんな人も「今、自分の人生は流れがいい」と感じることがあるでしょう。仕事が順調に進んだり、思わぬ出会いによって自分の世界が広がっていく体験をした人も多いのではないでしょうか。想定外の臨時収入が入ってきたり、楽しい予定が次々と舞い込むなんてこともあるでしょう。

一方で、**人生には流れが悪いときもあります。**

人間関係のトラブルを抱えてしまったり、そういうときに限って体調を崩し、どんなにがんばっても報われない時期。どんな人にも経験があるはずです。

大きな意味での「流れ」を変えることはできません。それは運気のようなものです。

歴史を見ても運気によって事態は大きく変わっていきます。

自律神経の専門家として私がこの章でお伝えしたいのは、**流れには逆らえないとしても、流れに翻弄され、過度に自律神経を乱さないようにする意識**です。

「いい流れ」が来ているとき、たいていの人はコンディションよく、快調に仕事をしたり、生活したりしています。

しかし、いい流れが終わったときに燃え尽き症候群になってしまったり、自律神経を乱し、メンタル不調を抱え、うつになったりする人もいます。

反対に「流れが悪いとき」は、どうしても人はコンディションを崩しがちになります。当然といえば当然ですが、流れが悪いときこそ自律神経を整え、「流れの悪さ」の影響を受けすぎないようにする工夫が必要です。

流れの良し悪しは誰にでも起こります。「流れ自体」をコントロールすることはできません。

しかし、流れにどのように向き合えばいいかを知っていれば、**「いい流れ」であれ「悪い流れ」であれ上手に乗り越えていく**ことができます。

20

「人生の節目」を意識しすぎない

人生において達成感は大事だと思われがちです。たしかに、何かを成し遂げる経験は人を成長させ、自信をつける源泉となるでしょう。

しかし、自律神経の観点からすると「達成感で生きない」のは案外大事な考え方です。逆にいえば、**何があっても、何を成し遂げても、一喜一憂せず淡々と日常を続けていく。**

これこそ自律神経を乱すことなく、常に安定したパフォーマンスを発揮するコツです。

誤解のないようにいっておきますが、何かに向かって努力したり、結果を目指してがんばるのはいいことです。大きなプロジェクトを任されている人なら、やはりそのプロジェクトを成功させることが大きな目標であり、モチベーションとなっているでしょう。資格取得を目指したり、業績ノルマを達成することに向かってがんばっている人もいるでしょう。それはそれで素晴らしいことです。

ただし「それが達成されたとき、大きな区切りを迎える」と考えるのはおすすめできません。いわゆる燃え尽き症候群になりやすい発想だからです。

自律神経を整え、コンディションよく生活していくために、毎日が新鮮であることは大事ですが、**大きな節目を迎えることはむしろ流れを悪くします。**これまでの流れを止めてしまうと表現してもいいでしょう。

私は自分のコンディションを一定に保つためにも、大晦日も、元日も病院に勤務します。1年の節目をつくらず、淡々と日常を続けていくためです。

ここまでする必要はありませんが、何かしらの「達成感に向かって生きる」のではなく、何かを達成したり、節目を迎えることがあったとしても、**すぐに次のアクションを続けること**は大切です。大きな意味での流れを止めず、常に次に向かうことが自律神経を整えるポイントです。

21

「評価されること」を目指さない

誰だって「人に評価されたい」と思います。仕事をしていれば、上司や同僚、お客様や取引先に評価されることも大事でしょう。

しかし、組織で生きていれば、思うような評価を得られないこともあります。自分の仕事の質が低くて評価されないのは仕方ありませんが、相応の仕事をしているのに評価されない。それどころか、**自分より質の悪い仕事しかしていない別の誰かが評価される。**組織の中で、誰もが経験することではないでしょうか。

そんなとき「どうしてあいつが評価されて、自分が評価されないんだ！」といいたくなりますが、**この時点で自律神経は乱れまくっています。**

納得がいかない気持ちはよくわかります。組織である以上、どんな世界も理不尽なことだらけです。

組織や社会とはそういうものです。実力や実績がそのままフェアに評価されるのではなく、そのときどきの流れによって決まるもの。それは歴史が証明していて、たとえば源義経や武田信玄、黒田官兵衛がどんなに実力があり、実績があろうと流れがよくなければ望む結果は得られず、命さえも奪われることがあります。

人の評価、組織の評価、社会の評価とはそういうもの。**評価とは「自分のコントロール外」にあります。**

自律神経を乱さず、常に安定したパフォーマンスを発揮するためには、自分のコントロール外のことに惑わされず、**「自分がコントロールできるもの」**に目を向けることです。

たとえば、努力をして自分なりに実力をつけていく。知識や経験を積み上げていく。こうしたことに着目して、それをどう評価されるかは流れに任せておく。その切り分けができると、自律神経はとても安定してきます。

22

人を恨まず、悪口をいわず、笑顔でいる

流れが悪いときの極意は「人を恨まず、悪口をいわず、笑顔でいる」だと私は考えます。

私も聖人君子ではありませんから、若い頃はそんなことはまったくできませんでした。自分より優遇されている人は恨みたくなりますし、陰で悪口もいいました。笑顔でいるなどもってのほかです。

しかしそんなことをしても、状況はまったく改善されません。むしろ、自分の自律神経を乱し、嫌な思いをいつまでも引きずり、集中力が下がり、ミスも増えるなど悪いことばかりです。

組織であれ、社会であれ、物事の大勢は流れで決まります。

2023年の大河ドラマは徳川家康の生涯を描いていましたが、彼ほど流れに味方された天下人はいません。徳川家康に実力がなかったとはいいませんが、巡り合わせによって天下を治めるまでに至ったことは明白です。

徳川家康を祀った日光東照宮には「見ざる、言わざる、聞かざる」の「三猿」があります。これこそじっと流れを待つ極意であり、自律神経を乱さない基本でもあります。

自分に流れが来ていないとき、ぜひとも「人を恨まず、悪口をいわず、笑顔でいる」を意識してみてください。修行みたいなものですが、そもそも人生とは修行のようなものです。そんな修行をはじめてみてはいかがでしょうか。

恨んだり、悪口をいうどころか、流れがよく、調子に乗っている人を「あの人は素晴らしいですね」と褒め称えるくらいになれば一流。もちろん皮肉ではなく、本気でいうのです。でも、それこそが自分に流れを引き寄せるコツ。

流れはコントロールできませんが、**自律神経が安定し、いつも笑顔でいる人に、いい話は転がり込んでくる**ものです。

23

流れの悪いところで勝負しない

人生の中で「流れの悪いところで勝負しない」は大事な意識です。

どんなにがんばってもまったく評価されない。誰にも認められない。そんな状況もあるでしょう。

そんなとき、自分にできることは淡々とやりますが、「結果、評価」は自分のコントロール外。流れが悪い時期なら、たいていうまくいきません。

その状況で「なんとかしたい」「勝ちたい」「結果を出したい」と思っても自律神経を乱すばかりで状況は好転しません。多くの場合、あがけばあがくほどもっと悪い状況になっていくでしょう。

そこで大事なのは**「今は流れが悪いんだ」とはっきり認識**することです。流れが悪いときにいくら勝負してもいい結果は得られない。

その現実を粛々と受け入れます。理解すると言い換えてもいいでしょう。流れはいつか変わりますから、**抗おうとしないことが大切**です。

職場の人間関係が悪く、新しくやってきた上司との相性が最悪。そんなこともあるでしょう。その状況で「評価されよう」「好かれよう」「仲良くなろう」なんて思っても無駄。そこは勝負すべきところ（力を注ぐところ）ではありません。

そんなときには家族との時間を大切にするとか、自分の勉強に力を入れる、趣味を楽しむなど別のところに目を向けたほうが現実的です。

こういうことをいうと「上司が替わるか、自分が異動するまでずっとその状況が続くのを我慢するんですか？」という人がいますが、会社を辞めるなど自分で状況を打開する選択が取れるなら、それをすればいいと思います。

しかし、そんなことができる人はごく稀です。できないのであれば、それが数年に及ぶ状況でも、自律神経を極力乱さないようにして、**来るべきときに備える**しかありません。

24

「今日を乗り切る」ことだけを考える

かつての私の患者さんに**「とんでもない〝パワハラ上司〟に10年以上仕えていた」**という人がいました。詳しく話を聞いてみると、一緒に働いていた人はどんどん辞めていき、心を病むスタッフも何人もいたといいます。その上司はとにかく自分中心、自分勝手で、いじめと思われる行為もあったそうです。

私ならすぐに辞めてしまいそうな職場ですが、その人は「辞めようという考えはなかった」と語っています。「その経験を乗り越えたことで、自分は強くなれた」とすら話していました。

当時、その人は「いい仕事をしよう」「評価されよう」「上司といい関係を築こう」とは一切考えていなかったそうです。そんなことを考えていたら、むしろ潰れていたと語っています。

ただ今日を乗り越えること。それだけを考えて、できる限り淡々と粛々と仕事をしていたそうです。週末には楽しい予定を入れ、とにかく仕事や上司とは別のところへ意識を持っていく。それが極意だったといいます。

状況が劣悪なのはたしかですが、その人の話を聞けば聞くほど、**自律神経を乱さない「理にかなった行動」**をしています。

もちろん、私にも厳しい現場はありましたし、人間関係に悩まされることもありました。思い返せば、そんなときこそ大好きな雑誌「週刊ヤングジャンプ」と「ビッグコミックオリジナル」の発売日を楽しみにしたり、好きな音楽を聴いたり、できるだけ誰かと話すなど、楽しいことへ意識を向けていました。流れを好転できるなんて、考えてもいませんでした。

その患者さんも、ある種の割り切りができていたからこそ、ギリギリの精神状態でも乗り越えられたのだと思います。**できるだけ楽しいことに目を向けて、とにかく今日を乗り切る。**これもまた自律神経を乱さない極意のひとつです。

25

流れが悪いときほど「自分」に目を向ける

人は流れが悪いときほど、周りを見てしまいます。

あの人は上司との関係がよくて羨ましい。あいつは実力はたいしたことないのに、上司に取り入るのがうまくて出世している。学生時代の友だちの職場は楽しそう。あの人は家が金持ちだから簡単に会社を辞められるけれど、自分はそうはいかない。自分は子育てや介護をしながら働いているのに、あの人は気楽でいい。

挙げればキリがありません。

しかし、流れが悪いときに周りを見ても、自律神経を乱し、気持ちもコンディションも落ちるばかりでろくなことはありません。

周りを見て自分も同じような状況へ変化できるなら、それをやればいいのですが、たいていは「**あの人はいいけれど、私はできない」から抜け出せません。**

自分のコントロール外に目を向け、ますます自律神経を乱すだけです。

自律神経を乱さない基本として、私はよく「期待しない」といいます。

結局、誰も助けてくれませんから、自分でなんとかするしかありません。流れが悪いときは天も味方してくれないので、なかなか苦しい状況です。

しかし、だからといって他人を恨んだり、羨んだりしても仕方ありません。

流れが悪いときほど「自分、自分、自分」。自分に目を向けます。

今、自分にできることは何か。とにかく、それを考えます。

そして、たいてい最初にできるのはコンディションを整えること。**朝起きたらコップ1杯の水を飲み、1分ほどゆっくり深呼吸**をして、散歩するなり、少し体を動かすなりをしてみる。朝食をしっかり摂り、一日を心身ともにコンディションよくはじめる。最終的に一番強いのは、どんなときでも自分に目を向けられる人です。

自分にできること、コントロールできることを粛々とやる。それが流れに翻弄されない極意です。

26

人生は「プラスマイナスゼロ」

他人の人生を眺めていると「あの人は運がいいな」「羨ましい」「それに比べて自分は運が悪い」と感じることもあると思います。

しかし、私はトータルで見て人生はプラスマイナスゼロだと思っています。

一見、**運がよさそうに見える人でも、それまでにとてつもない苦労や悲劇を味わっている**ことはよくあります。今は調子がよくても5年後、10年後に同じような好調さをキープしている人はまずいません。

一方、不遇の時期を過ごしている人でも、腐ることなく、恨むことなく常に自分の足下を見つめ、粛々とやるべきことをしている人はいずれどこかで幸運が巡ってきている。そんな気がしてなりません。

訪れる幸運は必ずしも最初に想定したものとは違うかもしれません。しかし、人の人生を俯瞰してみると、やはりプラスマイナスゼロだと感じます。

これは**自律神経を整える魔法の言葉**でもあります。

今の自分が好調で幸運に満ちているなら、「謙虚」や「感謝」を意識するべき時期です。調子に乗ることなく、常に平常心で、周りに目を向け、謙虚な姿勢で感謝を忘れなければ、自律神経は安定し、幸運な時期をいいコンディションで過ごすことができます。

一方、**今の自分が不遇だと感じるならば、それは「自分を見つめるタイミング」**です。他人と比較したり、羨んだり、恨んだりするのではなく、足下を見つめ、粛々とやるべきことをやる。

そしてもうひとつ大事なのが**「希望を持つこと」**です。

人生はプラスマイナスゼロ。今のあなたが不遇ならば、必ずその分の幸運が巡ってきます。その希望を持てる人こそが、今のコンディションを整えることができますし、それが次なる幸運を呼び込むからです。

27 ネクスト・バッターズ・サークルで実力を蓄える

人生に差がつくとしたら、それは「不遇な時期をどう過ごすか」だと私は考えています。

好調なときは謙虚、感謝を忘れず、あとは流れに乗るだけです。もともと人間は流れに乗るのは得意ですし、流れがいいときは自律神経の状態もいいのでいろいろうまくいくでしょう。

流れが悪く、不遇な時期をどう過ごすか。むしろこちらが重要です。

人生はプラスマイナスゼロなので、いずれいい流れがやってきます。ポイントは、そのときに**「流れに乗る準備ができているか」**です。

流れが悪いとき、それはネクスト・バッターズ・サークルにいるようなもの。**打席**

が回ってくるそのときに備えて、体調を整え、さまざまな準備をしておく時間です。

具体的には、今のスキルを高めることに注力してもいいでしょうし、新しいテーマや課題を見つけてチャレンジする期間にあててもいいでしょう。新しいコミュニティに積極的に入り、新たな人間関係を築くこともあるでしょう。

流れが悪いとき、愚痴ばかりいっていたり、腐って何もしていない人は打席が回ってきたときにいいパフォーマンスをすることができません。

私がイギリスに留学していた頃、インド人の恩師がこんなことをいっていました。

「結果は誰も奪うことはできない」

ここでいう結果とは、誰かの評価を受けることではなく、自分で地道に研究した結果であったり、コツコツと積み上げ、身につけた力のことです。

どんなに素晴らしい研究をしても、どんなに実力を身につけても、それを発揮できるタイミングがすぐに訪れるとは限りません。しかし、結果は誰にも奪われることはありません。自分に流れが向いてきたとき、それがモノをいうわけです。

28

準備は周りに気づかれないほどいい

ネクスト・バッターズ・サークルで準備しているとき、大事なのは「自分は今ネクスト・バッターズ・サークルにいる」と認識することです。

当たり前といえば当たり前ですが、この意識を持っていないと「がんばっているのに報われない」「努力しているのに全然評価されない」との思いに苛まれます。

たしかにあなたはがんばっています。努力もしています。

しかし、**今はネクスト・バッターズ・サークルにいるのですから、スポットライトが当たらないのは当然。**誰からも評価されないどころか、気づかれないのも自然なことです。野球の試合でネクスト・バッターズ・サークルの人が活躍し、評価される場面などまずありません。その状況を正しく理解すること。これは大切です。

そもそも準備の段階は、できるだけ人に気づかれないほうがいいと私は考えます。流れが悪いときはややこしい災厄が降りかかってくる危険性に満ちています。個人的にがんばっているのに、誰かがやっかんできたり、足を引っ張ってくることもあるかもしれません。**求めてもいないのにアドバイスをしてくる人もいます。**相手は「よかれと思ってアドバイスをしているつもり」なのでさらに対処に困ります。

だからこそ、流れが悪いときほど**こっそり、ひっそりと準備する。**これに尽きます。

当然、誰も気づいてくれませんし、評価も承認もしてくれません。

でも、それでいいのです。イメージは赤穂浪士の大石内蔵助。主君の仇をとるため、吉良上野介を討ち取る物語（忠臣蔵）の中心人物です。

綿密かつ入念な準備を進めているのに、あまりに隠れて進めているため、周囲からは「あいつはダメだ」「武士の心を忘れてしまった」と口々に悪口をいわれます。

極論ですが、目指すのはそんな状況です。

あなたが本当に活躍するのは「流れが来たとき」です。

今ではありません。

第4章

気持ちを整える

29

気持ちを整えるカギは「見切り」と「割り切り」

この章では「気持ちの整え方」について語っていきます。

そもそも**「気持ちを整えるのが上手な人」と「そうでない人」は何が違うのでしょう。**解き明かすカギは「見切り」と「割り切り」だと私は考えています。

かつて『嫌われる勇気』という本がベストセラーになりました。内容もさることながら、タイトルが秀逸でした。

人とのつき合いで「別に嫌われてもいいや」と本気で思えたら、悩みやストレスの大部分はなくなってしまうでしょう。

しかし、その見切りや割り切りがなかなかできない。私たちの心はそう簡単に割り切れるものではありません。

ただし、**ちょっとした考え方を知っていたり、自分なりにルールや基準を決めたりすること**で見切りや割り切りがしやすくなることはあります。

たとえば、この先あなたはどんな人と親密につき合っていきたいですか。どんな人を大切にして、どんな人とは距離を置きたいと考えていますか。

この質問をされたとき「私はこんな人を大切にして、こんな人とは距離を置きたいと考えています」とすぐに答えられる人はほとんどいないでしょう。

そんな人はすでに「見切りと割り切りの達人」です。

でも、この機会に「自分なりの見切りと割り切り」について考えてみてほしいのです。**自分はこの先、どんな人と親密につき合い、どんな人とは距離を置いたほうがいいのか**。たとえばそんな割り切りについてです。

そのほか、この章では「今、自分がどんな思いを抱えているのか」「自分がどこに目を向けているのか」など「自分自身を理解すること」についても語っていきます。

気持ちを整理していく上で、**自分を正しく、客観的に理解することはとても重要な**要素となります。

30

嫌な作業ほど「時間のことを考えない」

どんな人にも面倒な作業、やりたくない仕事はあります。

あるいは、普段はそれほど問題でなくても「今日はどうもやる気がしない」「気分が乗らない」という日があるでしょう。

だからといってやらないわけにはいきません、仕事にしろ、家事にしろ、やらずに放置し続けることは不可能です。

そんなとき多くの人が「ササッとやっちゃおう」と考えますが、得策ではありません。**もともと面倒な作業なので「早く終わらせたい」と思うのはわかります。**

しかし、この発想でやるとどうしても作業が雑になり、常に「終わらせたい」「早く解放されたい」の思いにとらわれます。「ササッとやっちゃおう」と気合を入れたところで、交感神経が過度に高まり、副交感神経は高まってきません。するると、**雑な作業によってミスが増え、感情のコントロールも利きにくくなるので、ずっとイライラしたまま作業を続ける**ことになります。

自律神経の状態が悪いまま、気合でこなすようなものです。

作業が終わったとき「終わった！」と瞬間的に達成感を覚えるかもしれませんが、自律神経が乱れているので、その後の作業への悪影響もあり、疲れがドッと出ます。

医学的な見地からおすすめなのは、面倒な作業ほど「ゆっくり、丁寧にやろう」と思い直すことです。

私がよく使う表現をするなら「時間を捨てる」です。

「早く終わらそう」ではなく、**通常30分かかるものなら「最悪1時間かかってもいいや」と考えます。**結果、そのほうが集中力が上がり、自律神経が安定してくるので「嫌だ、嫌だ」という感情もおさまって、余計なことを考えず、淡々と作業ができるようになってきます。

面倒な作業ほど時間を捨てる。ぜひ、やってみてください。

31
「『ありがとう』をいわない人」とは距離を置く

悩みの9割は人間関係といわれるほど、どんな人とどのようにつき合っていくかによってストレス度合いは大きく変わります。それだけ自律神経も乱れやすくなるわけです。

私がひとつ意識しているのは「『ありがとう』をいわない人」とは距離を置くです。

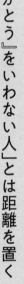

共感してくれる人もいると思いますが、誰かに何かをしてあげたとき**「ありがとう」のひと言がないと、なんともモヤモヤした気持ちになります。**

別に感謝してもらいたくて何かをしているわけではありません。きっと多くの人が私と同じ感覚だと思います。

しかし、相手が「ありがとう」のひと言がいえない（いわない）人だと、どうしてもすっきりしない気持ちになります。それについて本人に文句をいっても仕方ありませんし、陰で悪口や愚痴をいったら、さらに嫌な気分になり、自律神経を乱すだけです。自分にメリットなどありません。

ここで大事なのが**「つき合いの見極め」**です。

「ありがとう」のひと言がいえない人とは距離を置く。物理的に距離を置ける場合はそうしますし、仕事やその他の事情で物理的な距離を置くのが難しい場合には、精神的に距離を置く。端的にいえば、見切りをつけます。そうすれば、次に何かをしてあげたとき「ありがとう」がなかったとしても、別に何とも思いません。

精神的に距離を置く（と決める）方法はとても効果があります。

相手に期待もしませんし、相手を変えようとも思わない。相手に嫌な感情を抱くこともせず、文句も、愚痴も、悪口もいわない。ただ距離を置くのです。

ここでは「『ありがとう』をいわない人」を例に挙げましたが、自分なりに「〇〇の人とは距離を置く」と決めておけばいいでしょう。

32

「相手を変えようとしない」、そして「邪魔をしない」

私はよく**「あなたイコール私じゃない」**といいます。

これこそ対人関係の極意。冷静に自分や周囲を見つめ直してみると「相手を変えよう」としている場面はけっこうあります。近年もっとも社会的に話題となったテーマは「マスクをするべきか、必要ないのか」ではないでしょうか。

そのほか、電車に乗ったときの過ごし方、お店での店員とのやりとり、仕事の進め方、メールでの文言、ＬＩＮＥの返信タイミングなど「自分だったらこうするのに」とイライラ、モヤモヤを感じることは多いでしょう。

部下や後輩を育成している人なら「なんで、これをやらないんだ！」「どうしてそんなことをするんだ！」とストレスを感じる場面は多いはず。子育てはその最たるものといえるでしょう。

人材育成や子育てをする場合、注意や指導は大切です。しかし、**2、3回いって改善されないなら、あきらめることもときに必要**なのです。

自律神経の専門家からすれば、それもひとつの答えです。

人それぞれ価値観や考え方は違いますし、できること、できないこと、常識だと思っていること、許せないことは全然違います。

大事なのは「相手を変えようとしない」。相手は別の人格で、原則として人は変わりません。2、3回いって変わらないなら、一生変わらないと思ったほうがいいでしょう。

さらにもうひとつ大事なのは「邪魔をしない」です。自分では「そんなやり方はあり得ない」「そんな考え方は間違っている」と感じても、それはその人のやり方であり、決して邪魔をする必要はありません。同様に**「失敗を願う」のもやめましょう。**

その人にはその人のやり方があり、それでうまくいくならいいじゃないですか。

あなたはあなたのやり方で、あなたの人生を生きていけばいいだけです。

33

「期待している自分」に気づく

「どうしても許せない相手がいて、その人を思うとイライラして仕方ないんです」

そんな相談を受けたことがあります。

そこまで思うからには相当な事情があったのだろうとは思います。

こうした状況で、まず私たちが理解しなければいけないのは、自分が相手に対して

どんな感情を抱いているかです。わかりやすいところでは「怒り」「悲しみ」「落胆」

などがあるでしょう。

しかし、それだけではありません。**「許せない」の感情が続いているのは、やはり**

心のどこかで相手への「期待」があります。

実際に「謝ってほしい」「せめて○○してほしい」との思いを持っている場合もあ

りますし、そこまで具体的な「何かをしてほしい」がなかったとしても「常識的に考えておかしいよね」「人としてどうなの！」「それを自分で気づいていないなんて信じられない」などの思いを抱いていることはよくあるでしょう。

　こうした思いは、突き詰めればやはり相手への期待です。

「もっと常識的に考えてほしい」「人としてするべき言動をしてほしい」「自分がやっていることに気づいてほしい」と願うからこそ、それをしていない相手が許せないのです。

　もちろん、こんな説明をされたところで、簡単に「許せない思い」が消えることはないでしょう。ただし「ああ、自分は今、相手に期待しているんだ」と理解するのは大事なことです。実際に、そう口に出してみるのもおすすめです。

　口に出した瞬間「許せないほど気に入らない相手に期待している自分」のナンセンスさに気づくかもしれません。

「期待しない」は自律神経を整える魔法の言葉ですが、その**第一歩は「期待している自分」に気づくこと**なのです。

34

「厳しいことをいう人」でなく「勇気づけてくれる人」を大事にする

昔からひとつの人生訓として「厳しいことをいってくれる人を大事にしろ」があります。それで自分を戒めたり、成長することができるのであれば、否定するつもりはありません。

しかし自律神経を整え、いつもいいコンディションで仕事をしたり、生活したりする上では、むしろ「厳しいことをいう人」より「勇気づけてくれる人」を大事にしたほうがいいと私は考えます。

先に「邪魔をしない話」をしましたが、たとえば自分と意見や価値観が違う人に対して「あなたはこういうところが間違っているよ」「もっとこんなふうに行動したほうがいいですよ」という人がいるでしょう。

その人がいっていることが正しいのか間違っているのか、それはわかりません。

しかし今は、何が正解かなんてわからない時代。大事なのは**「自分なりの軸」を大事に生きていく**ことです。

すると当然、意見や価値観が違う人とも出会います。

そのときに**「私とあなたは価値観が違うけれど、あなたはあなたなりの価値観でがんばればいい。あなたのことは応援している」**といったスタンスが取れる人はやはり貴重な存在です。

もし、あなたがそういわれたら「そうだ。私は私なりにがんばっていこう」と思えるはず。ストレスを抱えたり、自律神経を乱したりすることなく、前向きな気持ちになれるはずです。

私たちが大事にすべきは「意見や価値観が同じ人」でも「厳しいことをいって、正してくれる人」でもありません。

どんな状況でも、あなたの価値観や意思決定を受け入れ、エンカレッジ（勇気づける・励ます）してくれる人です。そんな人があなたの背中を押してくれます。

35

「今の自分の幸運」に目を向ける

本書におけるテーマのひとつは「人生はプラスマイナスゼロ」です。

一時的に見れば、運がいい人、悪い人はいます。しかし長い目で見れば、プラスマイナスゼロになる。本当にそう思います。

私は仕事柄、人の最期に立ち会うことが多くあります。事業で成功し、大金を稼ぎ、優しい家族にも恵まれた人が、若くして病気で亡くなることもあります。

人生のプラスマイナスはそう簡単にははかれないのです。

ここでお伝えしたいのは**「自分がどこに目を向けているか」の視点**です。

高校の野球部で甲子園に出場し、9回の裏、最後の場面で相手バッターが放った打球が自分のところに飛んできたとします。平凡なゴロで、この球を処理すれば勝利が確定する場面です。ところが、たまたまイレギュラーが起こり、エラーしてしまった。その結果、試合に負けてしまったとします。

きっと多くの人が「なんて運が悪いんだ」と起こった不運を恨むでしょう。

しかし、**視点を変えてみれば、その甲子園の舞台にすら立てなかった人たちが何万人といます。**その中には実力があり、人一倍努力したのにほんのわずかな不運によって甲子園の土を踏めなかった人もいます。

さて、今のあなたはどうでしょうか。

さまざまな不運によって、苦しい境遇に追い込まれ、辛い目にあっているかもしれません。しかし同時に、**さまざまな幸運が積み重なって、あなたは今、その場に立ち、そこで生活できているる**ともいえます。

幸運、不運を感じることは誰にでもありますが、結局それは「自分がどこに目を向けているか」だけです。自律神経を整え、よりよい状態で日々を過ごしたいのであれば、あなたが享受している幸運に目を向けることです。その視点を持てるかどうか。とても重要な分かれ道です。

第5章

モヤモヤ、イライラを上手に軽減する

36

「体だけは元気でいよう」を意識する

今あなたがストレスを感じ、心がモヤモヤ、イライラしているとしても、その根本原因を取り除くことは不可能です。

しかし、**自分なりの対処法をいくつか持っていれば、モヤモヤ、イライラを軽減**させることができます。そんな対処法を紹介するのがこの章です。

自律神経を乱さないための前提は「期待しない」。完璧に快適な生活を求めないことは重要です。無人島で独りで暮らしているのでもなければ、人間関係の問題は必ず抱えますし、**仕事だって、家庭だってうまくいかないのが当たり前**です。

そんなときベースとなる意識は「体だけは元気でいよう」です。

よく「明るく元気」といいますが、仕事や人間関係で嫌なことがあったとき「明るくいる」のは簡単ではありません。

ただし「元気」はどうでしょうか。

ここでいう元気とは「元気いっぱい」ではなく、体調だけは整えておくこと。ストレスフルで、どうしようもない状況にある人ほど、ぜひ「体だけは元気でいる」を忘れないでください。

この章では「嫌な気持ちになったら、上を向く」「雰囲気のいい人たちが集まっている場所へ行く」など具体的な方法を取り上げます。

メンタルの問題をメンタルでなんとかしようとせず、体の状態を整える。忙しく、精神的にしんどい毎日を過ごしているなら、朝食だけはしっかり摂って、少しだけでも運動をする。寝る3時間前には食事をすませ、ゆっくりと湯船につかるなど「体だけは元気でいる」を意識していると**実際体調がよくなり、精神的にも安定してくる**ものです。

そのほか、この章では「自分の感情を正しく理解すること」や「意識の向け方」など、ストレス要因との向き合い方も取り上げていきます。

37

「ストレスを乗り越えた経験」を思い出す

原則として、ストレスはないほうが自律神経は整います。

ただし、まったくストレスがないのがいいかといえば、そうではありません。

ストレスがなければ、脳も、細胞も、体の器官も退化していきます。

体にも適度な刺激や負荷が必要。負荷がかかることによって活性化されたり、強化されたりするためです。

そこでぜひ思い出してほしいのが過去の体験の中でも**「ストレスが終わった後」「乗り越えた後」**のことです。

自分には荷が重い仕事を与えられ、プレッシャーに押しつぶされそうな思いで日々仕事をしてきた経験がある人も多いでしょう。とんでもなく大きなストレスを抱えながらの生活です。といって、そのストレスがないほうがよかったかといえば、決してそんなことはないはずです。そのおかげで身についたスキルがあるでしょうし、自信をつけたり、その後の人生の糧になっていることもあるでしょう。

今、大きなストレスを抱えている人は、ぜひ「乗り越えた過去」を思い出してみてください。今は苦しいでしょうが、それを乗り越えた先に新しい自分、新しい人生が待っています。

ただし、ストレスが大きすぎないかはチェックが必要です。医師として、そこは見過ごせません。

一番のバロメーターは朝起きたときの気分や体のだるさです。

朝起きたとき、体がだるくて起き上がれない。一日だけならまだしも、5日、1週間と続いているとしたら、それはストレスが大きすぎです。職場の人や専門医に一度相談したほうがいいでしょう。ストレスを感じながらも、しっかり睡眠が取れていて、朝起きたとき「今日もなんとかがんばろう!」と自分にスイッチを入れられるかどうか。そこはきちんと確認してください。

38

「自分を優先したい」感情を認める

「ランチのお店選びはいつも相手に合わせてしまう」「忙しい人から仕事を頼まれると、自分も忙しいのに引き受けてしまう」「本当は行きたくないけれど、相手の顔を立てるために飲み会に参加する」など、**さまざまな場面で相手を優先することでモヤモヤを抱えている人**も案外多いのではないでしょうか。

少し厳しい言い方になるかもしれませんが、この話を聞いたときに私が感じるのは「本当の意味で相手を優先しているのではない」です。

状況的、物理的には相手が望むように振る舞っているかもしれません。

しかし、ここで着目すべきは「相手を優先していること」ではなく、「自分を優先したい気持ちから逃れられない点」です。

そもそも「さまざまな場面で相手を優先している」なんて素晴らしいことです。「自分が、自分が」とならず、相手を思いやって行動できるなんて自律神経を乱さないお手本のような行為です。しかし、そんな自分にモヤモヤする。それは、**「もっと自分を優先したい」「私を優先してほしい」**との思いがあるからです。

モヤモヤした気持ちを抱えているときは「自分の感情」を解き明かし、正しく理解することが大切です。状況が「改善される、されない」は別にして、理解が進むことで気持ちは一段階整理されるからです。

さて、ここからは「自分にできること」を考えてみてください。

相手を優先するのをやめて、自分優先の行動ができるなら、それを実践するのがいいでしょう。しかし「それができないから苦労している」が本音でしょう。

そうなると、やはり「自分を優先したい思いからなかなか逃れられない」という自身の感情を適切に理解しながら、深呼吸をしたり、散歩をするなり、自律神経を整える行動をするしかないように私には思えます。ただ、それでも効果は十分に期待できます。**自分の感情を正しく理解すると、案外気持ちは楽になる**ものです。

39

「雰囲気のいい人」が集まる場所へ行く

自律神経の状態はとても敏感に伝染していきます。

考えてみれば当然の話で、電車に乗っているとき誰かが大声で怒鳴り出したら、周囲の人たちの交感神経も跳ね上がり、そこにいる全員の自律神経が乱れます。

同じように**「この人と話しているとなぜかすごく気持ちが落ち着く」**という人がいるでしょう。相性や関係性はもちろん大事ですが、相手の自律神経が整っていることはじつは重要な要素です。

そういう意味では、心配事があって気持ちが前向きになれないときに「心配性な人」「悲観的に物事を考える人」とは会わないほうが無難です。ふたりでどんどん暗い気持ちになっていきます。

むしろ、明るく、前向きで、楽観的な人と会うことをおすすめします。状況がまったく改善しなくても、その人の雰囲気につられて自分の気持ちも明るく、軽くなっていきます。それは「ただ、そう感じる」といった根拠のない話ではなく、**実際に自律神経の状態が変わっている**のです。

私はこの効果を使って「なんとなく疲れた」「あまり気分が乗らない」などのときには、お気に入りのカフェへ行くようにしています。私がよく行くのは、書店とカフェが併設されている店で、訪れた人は本を読んだり、仕事をするなど、それぞれがとてもいい時間を過ごしています。

場所が持つパワーももちろんあります。ただ、それ以上に「そこに集まる人たちの雰囲気」がとてもいいのです。

リラックスしているのですが、ただ休んでいるのではなく、**適度に交感神経も高く**「いいレベルの仕事モード」を醸し出している人が多く、**自分にもいい流れを呼び込むことができます。**雰囲気のいい人たちが集まる場所、これもひとつのパワースポットなのです。

40

嫌な気持ちになったら「上を向く」

仕事のこと、家庭のこと、人間関係のこと、私たちはさまざまなストレスと向き合い、すぐに「嫌な気持ち」になってしまいます。

私が繰り返し言い続けているのは**「メンタルの問題をメンタルでなんとかしようとしない」**。嫌な気持ちになったとき、なんとか気持ちを切り替えようとするのではなく、**具体的かつ物理的に体にアプローチ**します。

ここで紹介するのは、もっともシンプルな行動。それは「上を向く」です。

嫌な気持ちになったときは、立っていても、座っていてもいいのでとにかく上を向いてください。

上を向くことで気道がまっすぐになり、空気が体に入りやすくなります。顔が前に向いているときは気道が曲がっていて、空気の流れはベストではありません。

実際、気管内挿管（気管にチューブを入れる医療行為）をするときには必ず顎を持ち上げ、気道をまっすぐにします。

上を向くと、体の構造的にも空気、酸素を取り込みやすくなり、自律神経が整い、感情の整理もつきやすくなるのです。

さらにいうなら、上を向きながら、落ち込んだり、イライラしたりしている人はまずいません。スキップしながら悲しみに沈むことはできないのと同じで、上を向くだけで、条件反射のように前向きな気持ちになってくるものです。

反対に、下を向いていれば、それだけで気持ちは暗く、落ち込んできます。

昭和の時代に『上を向いて歩こう』という名曲がありましたが、自律神経の専門家から見ても素晴らしい曲です。**悲しくて、涙がこぼれそうなとき、上を向いて歩くのは本当におすすめ**です。

嫌な気持ちになったときはぜひ試してみてください。「そうだ。こういうときは上を向こう」。そう思えた瞬間から、あなたの自律神経は整いはじめます。

41

相談するときは「たいした問題ではないけれど」と前置きする

「何か大きな失敗をしたり、嫌なことが起こったりするとなかなか気持ちが切り替えられないんです」

そんな相談を受けることがあります。

アプローチはいろいろあると思います。階段を上り下りしたり、深呼吸をしたり、前述したように「体だけは元気でいよう」と意識するのもその方法のひとつです。

もうひとつ加えるとしたら、やはり人に話すことでしょう。

私は何かアイデアが思いついたときも、嫌なことがあってイライラ、モヤモヤしたときも**すぐに人に話すようにしています。**

誰かに話すときには状況を伝えなければいけないので、客観的な説明をすることになります。その行為によって、気持ちが整理されることはよくあります。

話す相手は、あまり深刻にならない楽観的な人が最適です。

親身になってくれる人はありがたいのですが、一緒に悩んで暗くなるような相手だと、相乗効果で自律神経はどんどん乱れていきます。

そして、もうひとつ誰かに話すときのコツは**「大丈夫だと思うんだけど」とか「たいした問題ではないんですけど」など、状況を軽く捉える前置きをする**ことです。

自分にとって深刻な事態だとしても、あえて「まあ、たいしたことはないんだけどね」と前置きしてから話しはじめるのです。

人の悩みやストレスは「受け止め方」によって決まります。起こっている事態は同じでも、受け止め方ですべてが変わってしまいます。

悩みが多い人、ずっとクヨクヨしてしまう人は「物事を大きく、深刻に捉える傾向」があります。だからこそ、あえて「たいしたことじゃないんだけど」と話しはじめてみてください。気持ちが少しだけ軽くなります。

42

五感を使ってリフレッシュする

誰でも自分なりのリフレッシュ法をひとつやふたつ持っているものです。

気分がむしゃくしゃしたときは大好きなスイーツを思いっきり食べる。マッサージへ行く。自然がきれいなところへ行って散歩をする。激しい音楽を聴くなど、それぞれにフィットするリフレッシュ法があるはずです。

もちろん、それはいいのですが、ここでは少し視点を変えて**「違う五感を使う方法」**を取り上げてみましょう。

スイーツを食べる人は味覚を使っていますし、マッサージは触覚です。音楽は聴覚ですし、自然に触れるのは触覚もありつつ、視覚の効果も大きいでしょう。

そんなふうに考えてみると、案外活用されていないのが嗅覚です。

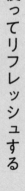

アロマやお香が好きな人はすでに活用しているでしょうが、あまり嗅覚を活用していない人は、意識して香りをリフレッシュに使ってみるのもおすすめです。

心地よい香りを嗅ぐと、気持ちが安らいで、副交感神経が高まります。脳からアルファ波が出て、心身ともにリラックスできます。

香りの話をすると「どんな香りがいいですか」とよく聞かれるのですが、まず大事なのは自分のお気に入りの香りであること。**あなた自身が「心地いいな」「この匂いが好きだな」と感じるものであれば効果はあります。**

強いていえば、冷え性など血流が悪い人には柑橘系の香りがおすすめです。

近年はルームディフューザーやアロマキャンドル、おしゃれなお香セットなどが安価で手に入るので、ぜひ活用してみてください。スプレーボトルに入れて持ち歩くこともできるので、どこでも香りでリフレッシュできます。

また、香りは「記憶」と強く結びついていて、**心地よい記憶を呼び覚ましてくれる香り**を嗅ぐと、そのときのことが蘇り、心穏やかになる効果も証明されています。

43

「気持ちを切り替えること」をあきらめる

嫌なことがあって、どうしても気持ちが切り替えられない。

そんなときは「切り替えること自体」をあきらめるのもひとつの方法です。

ショックなことが起こり、気持ちをどうすることもできない。**時間が解決してくれるのを待つしかない。そんな状況は誰にでも訪れます。**

以前、私の知人が金銭トラブルに巻き込まれたことがありました。詳しくは述べませんが、決して少なくない金額を失いました。客観的に見て100%相手が悪い状況です。

しかし、自分に非はないとわかっていながらも「どうして、あの人を信用してしまったのだろう」「もっと頻繁にお金のチェックをしていたら、こんなことにはならなかったのに」といろいろ考えてしまったそうです。ずっとモヤモヤと考え込んで、なかなかその精神状態から抜け出せなかったといいます。

そんな状況ですぐに気持ちを切り替えられるものではありません。

お金の問題に限らず、対人関係、仕事のこと、家族のこと、健康のことなどさまざまな場面で気持ちが切り替えられないことはあるでしょう。

正直、私も同様に、気持ちを切り替えるまでに3年、4年という月日を要したことがありました。だからといって、当時の自分に何ができたかといえば、それだけの時間を使うしかありませんでした。

だからこそ、本当にどうしようもないときは「気持ちを切り替えること自体」をあきらめます。クヨクヨするし、モヤモヤしますが、これぱっかりはどうしようもない。**とにかく時間に任せよう。そう投げ出してしまう**のです。

人の体とは不思議なもので、**気持ちを整理することをあきらめた瞬間から、じつは自律神経は整いはじめます。**自律神経が整えば、それだけ物事を冷静に捉えられるようにもなってきます。

44

「迎えられた朝」に感謝する

感謝ほど自律神経を整えてくれるものはない。

私はさまざまな講演、テレビ、ラジオ、多くの書籍などでこのメッセージを発し続けています。

今、辛い状況にある人、ストレスを抱え続けている人、〝たいへんな上司〟に仕えて地獄の日々を送っている人もいるでしょう。

それは本当に苦しいことだと思います。私にも経験があるので、実感を持って感じることができます。

しかし、それでも私は「朝を迎えられたことへの感謝」が大切だと感じます。人によっては、感謝どころか自分の境遇を恨み、文句のひとつもいいたい心境かもしれません。

私は人の死をいつも間近で見ていて思うのですが、それがどんなに最悪の日々だったとしても、**私たちが迎えた朝は「誰かが迎えたくても、迎えられなかった朝」**なのです。その重みを思い出すと、どんな最悪の状況でも「やっぱり今日一日がんばろう」と思います。

人によっては体のどこかが痛かったり、体調が優れない人もいるでしょう。がんばろうと思っても、がんばれない人もいるでしょう。それはそれで構いません。

でも、どんな人でも「自分が朝を迎えられたこと」に感謝することはできます。ただ、感謝すればいいのです。口に出してもいいですし、心の中で思っても構いません。

感謝の念を心の中で抱いた瞬間、わずかでも気持ちはすっきりと整理され、自律神経は整います。朝を迎えられたことに感謝して、あとは、自分ができることを精いっぱいやればいいのだと思います。

漫然と生きるのではなく、**生きている重みを感じながら生きる。**大事なことだと私は思います。

第6章

年齢に向き合う

45

自律神経も歳をとる。年齢に見合う「生き方」を身につける

歳をとる。これは誰にでも平等に訪れる、いわば宿命です。

体の中身も、そして見た目も変化していきます。歳をとること自体多くの人にとってストレスでしょう。

そんな中でも大事なのは「歳をとったなりの生き方」をすることです。

これは何も「歳をとったら老人のように振る舞おう」といっているのではありません。**30代には30代の心や体に見合った生活や考え方がありますし、50代には50代なりの、70代には70代なりの生き方や暮らし方があります。**

年齢を重ねれば20代のときと同じように食べることはできませんし、人とつき合うこともできません。そんなことをしていたら、体に負担がかかりますし、ストレスを

抱える機会も多くなります。

じつは、自律神経も歳をとります。個人差はあるものの**男性なら30代、女性なら40代から特に副交感神経が低下**してきます。しかし、自律神経を整える生活習慣を意識していれば、その低下を軽減させることもできます。年齢により衰えていく筋力を筋トレでアップさせるようなものです。

そうした意味でも、年齢なりに「自律神経を乱さない生き方や考え方」を身につけていくことは重要です。

この章ではそんな「年齢との向き合い方」をテーマにします。

自分が50代、60代になって「若い人とうまくつき合えない」と感じている人もたくさんいます。「どうしたら若い人とうまくつき合えるか」を考えるのもいいかもしれませんが、はたして、若い人とうまくつき合うことが本当に必要なのでしょうか。

あるいは、年齢を重ねてもなお「組織のポジション」「与えられる役割」にこだわり続けている人もいます。それはあなたの年齢に見合う生き方であり、考え方であり、意思決定の仕方でしょうか。そんなことを考えるのがこの章です。

46

「どうでもいいこと」は捨てていく

年齢を重ねるのは誰にとってもストレスです。

若い頃に比べていろいろなところにガタがきたり、体調を崩す機会も増えてくる。体力や気力が衰えたり、新しいことがなかなか覚えられないなど不便も多いでしょう。それは純然たる事実です。私たちは着実に死に向かっていて、それだけは誰でも平等に訪れます。

ここでお伝えしたいのは「年齢を重ねるごとに、どうでもいいことはどんどん捨てていく」です。

誰にでも死は着実に訪れると同時に、どんな人にとっても今が一番若い。本書の重要なキーフレーズです。

何かをはじめるにしても、何かを終わりにするにしても今が好機です。

それは40歳でも、50歳でも、60歳でも、70歳でも、80歳でも同じです。

たとえば今、会社で仕事をしていて「あの人は上司に認められているけれど、自分は認められていない」と感じているとします。

そこでぜひ考えてみてほしいのです。

「上司に認められること」はあなたの人生において本当に大事なことですか。

仮にあなたが50歳だとして、60歳になった「未来のあなた」は今のあなたにどんなアドバイスを送るでしょうか。

じつは**年齢に応じて「大事なこと」「どうでもいいこと」は変わります。**

しかし、私たちにはその変化をあらためて考える機会がほとんどないので、何が大事なのかについて認識がアップデートされていません。

ぜひ、この機会に「本当に大事なこと」と「どうでもいいこと」を切り分けて考えてみてください。案外「どうでもいいこと」に時間や労力を割き、「どうでもいいこと」に悩んでいるかもしれません。アップデートが必要な時期です。

47

「自分を活気づけるもの」を生活に取り込む

60歳を超えると年齢を意識する機会は本当に多くなります。

多くの人にとって定年退職が迫ってきますし、自分の親が亡くなるのもこの世代によくあることです。

60代に限りませんが、**どんなときも「自分を活気づける」ことがとても大事**です。

そもそも、あなたは「自分を活気づけるもの」が何なのか理解しているでしょうか。

たとえば、私の場合は講演をすること。その準備も含めて自分を活気づけてくれる仕事ですし、新しい勉強をするのも大好きで、自分の生活を充実させてくれます。

そのほか、ゴルフも好きですし、テレビドラマや漫画も私を活気づけてくれます。

そうやって**「自分を活気づけてくれるもの」**をきちんと理解していて、それを生活の中に取り込んでいく。大事な心がけです。

自分を活気づける行為は、**それをしている瞬間はもちろん、その予定が入っているだけで生活に張り**ができ、日々のコンディションもよくなってきます。ワクワク感が増すといってもいいでしょう。

もし、今の自分には「活気づけてくれるものがない」と感じるなら**「これまでやれずにいたこと」を何でもいいのでぜひはじめてみてください。**

こんな話をすると「今より10歳若ければ」とか「20代だったら、こんなこともしたいけれど」という人がいますが、そんなことはあり得ません。

私はいつも思うのですが、人生がやり直せるとしても、決して「今以上の人生」などありません。もちろん私にも「やり直したい過去」はあります。でも、「やりたいこと」を今できないのであれば、何度繰り返しても同じ。そんなふうに思っています。だったら、それを今やる。今こそはじめる。

人生を豊かにするキーワードはやはり「今からはじめる」です。それが「今以上の人生」を引き寄せるのだと私は思います。

48

役割やポジションは「バトンタッチする意識」を持つ

50歳を超えてきたら「ポジションを引き渡す意識」が大事だと私は考えます。組織における役職、役割などについての話です。

組織における役職や立場が自分の人生にどのような価値を持つのか。それは人それぞれの価値観によるところです。

しか**しどんな人でも、そのポジションがずっと続くことはあり得ません。**

私は本書で「流れの大切さ」を語っていますが、組織における役割やポジションにも流れがあって、要職や重要ポストが自分のところに巡ってくる流れもあれば、誰かに引き渡していく流れもあります。

実際、私にもありました。大学内で重要なポジションを担った時期もあれば、違う方向へ目を向け、自分のやりたいことへシフトチェンジしてきた時期もあります。
歳を重ねると、多くの人が「終わり」を意識します。

しかし、終わりに向かって生きていると、どうしても気持ちが沈んできて、心も体もコンディションが悪くなっていきます。

大事なのは「常にはじめる意識」です。

そう考えると、組織における役職やポジションは過去のものです。**過去のあなたががんばって得てきたものかもしれませんが、あなたの未来を示すものではありません。**

だからこそ、今必要なのはポジションをバトンタッチする意識。

あなたでなくてもほかの誰かが担えるならば、どんどん譲っていく。もちろん余人をもって代えがたいと思われているならしっかりと任を全うする。組織にとっても、あなたの人生にとっても大事なことです。

自分からポジションを捨てるのは、**自分の人生に対して「自分から仕掛けていく」**ようなものです。人生100年時代。イキイキ、ワクワク生きている人は皆、自分の人生に対して受け身ではなく、自分から仕掛けていきます。

49

若い世代と「うまくやっていこう」としない

どんな時代、どんな世代にもジェネレーション・ギャップはあります。

今、私は60代ですが、20代の学生と比べたら経験がまったく違いますし、常識や感性、言葉遣いなどあらゆるものが違います。

特に年齢を重ねると「私はいつでも若い人と関わっていて、若い人の感性を理解している」と言い出す人がいます。

その人が好きでそういう生き方を選んでいるのならいいと思います。

ただ、私のスタンスは「無理して、若い人とうまくやっていこうとする必要はない」です。

時代的にアップデートしなければならない部分はあるでしょう。テクノロジーの進化によって使うツールは変わっていきますし、ハラスメントなど社会の常識や通念が変化していくことはあります。

こうした部分はアップデートしていく必要があります。そうでないと、実質的な問題や不便さが発生するからです。

しかし、それ以上の部分において、無理して「若い人の話についていこう」「若い人の感性を理解しよう」などと思う必要はありません。

40代にしろ、50代にしろ、60代、70代、80代にしろ、それぞれに生きてきた背景がありますし、自分の過ごしやすい生き方、考え方、ライフスタイル、コミュニケーションスタイルがあります。

それが時代や世代によって違うのは当然ですし、**自分の「過ごしやすさ」を犠牲にして、次の世代に合わせていくのは自律神経の観点からいって、決して得策ではありません。**

新しい何かを学び、習得していく意識は常に必要です。

しかし、それは必ずしも「若い人のカルチャー」である必要はありません。

50

毎日の「ワクワク度」が若さに比例する

あなたは朝起きたとき、今日一日についてワクワクしているでしょうか。

じつはこれ、とても大事なポイントです。

朝、起きたときに体は副交感神経優位から交感神経優位に切り替わっていきます。

体が活動スイッチを入れはじめるわけです。

そのときに「だるいな」とか「憂鬱だな」と思っていると、交感神経がしっかりと上がってきません。**自律神経は意識と密接に関係しているのでワクワクしている人と、そうでない人では状態がまったく変わってしまう**のです。

それが一日だけなら問題ありませんが、毎日のようにワクワクしている人と、そうでない人では体の状態に大きな違いが生じます。

もちろん、理想は「ワクワクする用事」があることです。

仕事が楽しく「今日は〇〇をやるぞ」とか「今日は〇〇さんと会えるのが本当に楽しみだ」となる人はいうことありません。

しかし、そうそう毎日ワクワクする用事はないでしょう。

そこで必要になってくるのが、無理やりでもいいので「ワクワクするポイント」を自分でつくっていくことです。

私は毎日1枚の写真をインスタグラムにアップしていますが、それは「自分の心の琴線に触れるもの」を写真に撮ることで**ワクワクする瞬間を自らつくっているので**す。特に意識しなければ、なんてことない日常の風景です。

しかし「ワクワクする瞬間を切り取ろう」と思っていれば、それが大事なワンシーンになります。その意識を持って日々生活しているかどうか。

正直、どんな人の日常も退屈で、代わり映えしないものです。

その日常をどれだけワクワクして生きることができるか。それが人生を分けるのだと私は思います。

51

「未来について考えるクセ」をつける

ある程度年齢を重ねた頃に同窓会に出席すると「昔の話ばかりする人」と「未来の話をする人」にはっきり分かれます。旧友たちが集まる同窓会ですから、昔話に花が咲くのは当然ですが、ずっと昔の話をしているのはどうでしょうか。

私はよく「自分がコントロールできるもの」と「コントロールできないもの」に分けることが大事だと語っています。

何か問題が起こったとき「自分がコントロールできないもの」をいつまでも考えても仕方ありません。自律神経を乱し、感情の整理もつきにくくなり、いいことなどひとつもありません。

そういう意味では**「過去」はコントロールできませんが、「未来」は自分でコントロ**

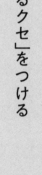

ロールできます。実際「過去にばかり目を向ける人」より「未来に目を向ける人」のほうが自律神経が整いやすい傾向にあります。

ここでおすすめしたいのは「未来について考えるクセをつける」です。

思考とは、知らず知らずのうちにクセづいてしまうもので、つい「過去にとらわれてしまう人」はその考え方がクセになっているのです。

一方、未来について考えることがクセづいている人は「これからどうしようか」「何ができるか」をすぐに考えはじめます。

この時点で「自分にできることは何か」「自分がやりたいことは何か」を自然に考え出しているのです。そんなふうに前向きになれば、自然に顔を上げるようになりますし、呼吸も深くなり、どんどん自律神経も整っていきます。

大事なのは「未来について考える」こと。

もし、あなたが「過去について考えている瞬間」に気づいたなら「そうだ、未来について考えよう」と思考を切り替えてみてください。

ただ**それだけで意識が変わり、見える風景が変わります。**

52

「増やす時代」と「減らす時代」。両方があることを認識する

世代によって体の状態は変わってきますし、意識や考え方も変わってきます。

大きく分けると、**20代、30代は「増やす時代」**だと私は捉えています。

さまざまな経験をして、いろいろなことができるようになり、回り道をしながらでも、多くのものを自分に蓄えていく。そんな時代です。

せっかくの「増やす時代」に「私はこれしかやりたくない」「この道一本で生きていくんだ」と道を狭めてしまうのはやはりもったいないこと。「増やす時代」は当然無駄も多くなります。

しかし、無駄も含めて増やしていくのが20代、30代だと私は考えます。

40代になると「増やす」と「減らす」のバランスが取れてくる、ある種の転換期を

迎えます。40代のキーワードは「増やすと減らすのバランス」です。

そして50代、60代以降は紛れもなく「減らす時代」です。

誤解のないようにいっておきますが、新しいことを学んだり、チャレンジするのはどんな世代も必要です。それをしなくなったら、それはもう余生です。

ただし、**自分にとって本当に必要なものを吟味し、選び取っていく意味で50代、60代以降は「減らす時代」**です。

50代を超えると、体力の衰えも感じるでしょうし、集中力や記憶力も低下します。体の状態を考えれば、量より質で勝負する時期であることは明らかです。

だからこそ、自分の時間や労力を何に注ぐのか。その吟味こそが「減らす時代」には求められます。

60代以降は、余分なものは本当に切り捨て、自分の時間を何に注ぐかをシビアに考えていく時期です。「余計なことをしている暇がない時代」と言い換えてもいいでしょう。とはいえ、**人生はまだまだ続きますし、健康寿命もまだまだあります。**

だからこそ、何を減らし、何を残すのか。その吟味が大事です。

53 上機嫌でいる

年長者でも若い人でも同じですが、人前で不機嫌になるのは完全なる甘え。不機嫌でいても周りが許してくれると思っているから、不機嫌でいられるのです。

これがもし、とんでもなく偉い人や大事なお客様と一緒にいたら、不機嫌でなんていられません。不機嫌どころか、とびきりの笑顔で応対するはずです。「それをしなくていい」と甘えている人が平気で不機嫌でいるわけです。

不機嫌でいる人は、それだけ恵まれた環境にいたのだと私は思います。

会社でも年次を重ねるごとに立場が上がり、みんなが気をつかってくれる。不機嫌でいたら、周囲がご機嫌を取ってくれる。

そんな環境での生活が染みついている人も多いでしょう。

しかし、そんな態度をずっと取っていたら、どんどん寂しい人生になっていきます。周りに甘えて不機嫌でいる人は、これを機に「上機嫌の人生」をはじめてみてください。

自律神経の専門家としていわせてもらえば、**環境に恵まれ、不機嫌が許される人生を歩んできた人は自律神経にとってあまりよくない環境にいた**といえます。

周囲に恵まれていると、どうしても「周りに期待する」ようになります。

すると、どんどん要求が高まり「あれをしてくれないから腹が立つ」「これくらい、なんでしてくれないんだ」と不平不満を感じる機会が増えます。

それだけ自律神経を乱す機会が増え、肉体的にも、精神的にも負担の多い生活になってしまうのです。

その点、周りに期待せず「自分の機嫌くらい自分で取るのが当たり前」の環境で、いつでもニコニコ上機嫌でいる人は、それだけで自律神経が整いやすく、血流もよく、いいコンディションで生活することができます。

考えてみれば、**上機嫌でいることはこれ以上ない健康法**のひとつなのです。

54

何かのビギナーになってみる

月末になると「もう月末か」「あっという間に1カ月が経ってしまった」と感じる。さらに年末には「1年経つのは本当に早い」「若い頃に比べて1年がすごく早く過ぎていく」。そんなふうに感じる人も多いのではないでしょうか。

理由は諸説ありますが、**年齢が上がりさまざまな経験を積み重ねると、どうしても刺激が少なくなり、時間経過が早く感じられる**といわれています。

同時に、年齢を重ねることで気力も体力も落ちて、新しいことをするのが億劫になりがちです。するとますます刺激が減り、時間経過が早く感じられる。なんともよくない循環です。

「ワクワク度」が若さに比例するので、やはりマンネリで変化のない日常を送っていると早く老け込んでしまいます。

「自分は何にワクワクするだろう」と考え、何か思い当たる人はぜひそれをはじめてみてください。「それがなかなか思い浮かばない」という人は、なんでもいいので「新しい何かをはじめる」。それでも十分価値があります。

私にとって、犬を飼いはじめたのはまさにそのパターンです。

正直いって、特別動物が好きなわけでもなく、わざわざ犬を飼うなんて発想は私の人生にありませんでした。

しかし、だからこそ、私にとって新しい刺激になり得ました。

犬を連れているだけで、同じように犬を連れている人から、当たり前のように話しかけられます。私の人生にはなかった体験です。**見ず知らずの人が「かわいいですね」「名前は?」「何歳ですか」なんて親密に話しかけてくる。**じつに**刺激的な体験**です。

犬の飼い主としてはビギナーですから、そうしたひとつひとつが新鮮なのです。

ぜひ、あなたも何かの「ビギナー」になってみてください。

とかくベテランになりがちな世代にとって、とてもいい刺激になります。

第7章

「体の不調」をリカバリーする

55

「戻す」ではなく「新しい自分づくり」をはじめる

私たちは3年以上の期間、コロナ禍を過ごしてきました。

今でも新型コロナウイルスがなくなったわけではありませんし、感染者がいないわけではありませんが、社会的にはアフターコロナ時代が到来しているといえるでしょう。人の動きが活発になり、コロナ前のような生活が戻ってきた。そう感じている人も多いはずです。

しかし、コロナ陽性となった人も、そうでない人も、ストレスが多かったり、従来と違うライフスタイルを強いられたなど、**コロナ禍での生活によってさまざまなダメージを体は受けています。**

自律神経が乱れやすくなっていたのは明らかで「なんとなく気分がすぐれない」「気

持ち込む」「集中力が続かない」「頭痛がする」などさまざまな症状を訴える人は大勢います。

今、生活はコロナ前に戻っているかもしれませんが、積み重なった体への負荷はなくなってはいません。

3年かかって受けたダメージを回復するには倍の6年かかると私は考えています。いずれにしても、私たちはコロナ禍によるダメージが体の中に残っていることをまず理解しなければなりません。

それを少しずつリカバリーしていく。そんな意識も必要でしょう。

ただし「コロナ前に戻す」ではなく、より健康で、より元気で、より前向きな「新しい自分をつくる」。そんな発想をぜひ持ってほしいと思います。

まさに「今日から新しい人生をはじめる」です。

ここでは、そのための具体的なリカバリー策をいくつもご紹介します。

取り入れやすいものを実践して、ゆっくりでいいので自分の体をリカバリーしていってください。

56

「マスク生活」で衰えた筋力を取り戻す

コロナ禍での生活といえば、象徴的なのはマスクでしょう。

ただし、ここで取り上げるのは感染対策としてのマスクの有効性ではありません。マスクを長くしていたことにより、**私たちにどんな変化、弊害があったのかを理解**する大切さを語っていきます。

じつはコロナ禍の生活が1〜2年経過した頃から50代以上を中心に「自分はＡＬＳ（筋萎縮性側索硬化症）ではないか」「パーキンソン病ではないか」といって病院に来られる方が増えました。

理由は「口元が緩んでよだれが垂れやすくなった」「周囲の人から表情がなくなったといわれる」「滑舌が悪くなった」などです。

たしかに、こうした症状はＡＬＳの典型で心配になるのも無理はありません。しかし、検査をしてみるとそんなことはまったくない。いろいろ確認してみると、多くはマスクの弊害でした。

マスクをしているとどうしても口を動かす機会が減ります。動かすとしても、無意識に小さな動きになっています。すると、**表情筋や口の周りの筋肉が衰えて**、うまく表情がつくれなくなったり、滑舌よく話せなくなってきます。さらに、口元の筋肉がゆるんでくるのでよだれが垂れやすくなります。

思わぬ形でマスクの弊害を目の当たりにして最初は驚きましたが、考えてみれば当然のことばかりです。

まず理解してほしいのは、マスク生活をしていた**すべての人にこの症状が多かれ少なかれ現れるのは当然ということ。**「自分は病気なんじゃないか」と過度に心配することは自律神経を乱し、それこそコンディションを崩します。

私たちは今、コロナ禍の影響をまだまだ体の中に溜め込んでいる時期です。過剰に心配するのではなく、丁寧にリカバリーしていくことが大切です。

57

口まわりの筋力を取り戻すコツ①
ガムを噛む

マスク生活によって顔や口の動きは少なく、小さくなっています。

その対処法として簡単なのはガムを噛むことです。

歩きながらでも、テレビを見ながらでも、車を運転しながらでも、どんなときでもいいのでガムを噛む習慣はおすすめです。

ガムを噛んでいると自然に口や顔の筋肉を使い、顎の筋肉や表情筋が鍛えられます。自分ではまったく意識していないのに「表情が乏しくなった」といわれるのは表情筋の衰えが原因である可能性が高いのです。

ガムを噛んで表情筋を使うことが習慣化されれば、表情もごく自然につくれるようになってきます。

それに合わせて表情をつくる練習をするのもいいアプローチです。

じつは、ある落語家も「マスク生活のせいで表情がうまくつくれず、落語が下手になった」と話していました。プロの噺家でさえそうですから、一般の私たちの表情が乏しくなるのも当然です。

鏡に向かって「あ・い・う・え・お」と口と顔を大きく動かすようにしてみたり、笑顔をつくる練習をすると、筋肉がほぐれたり、鍛えられたりするのでおすすめです。

マスク生活の弊害だけでなく、年齢とともに表情筋は衰えてくるのでガムを噛むことと、表情をつくる練習は続けるといいと思います。

さらに**「噛む」という行為は免疫を高め、自律神経を整える**など健康にいい効果がたくさんあります。

食事のときによく噛むことを意識するのもいいですし、ガムを噛む習慣を持っていると、それだけで自律神経は整ってきます。

スポーツ選手が競技中にガムを噛んでいるのも、リラックスしたり、集中力がアップするなどさまざまな効果があるためです。

58

口まわりの筋力を取り戻すコツ②
カラオケへ行く

マスク生活によって衰えてしまった顔や口まわりの筋肉を鍛える目的でカラオケへ行くのもおすすめです。

マスク生活の中で**「声が小さくなった」「声が出にくくなった」**と訴える人もたくさんいます。声を出していなければ、それだけ声帯も衰えるので、うまく発声できず、声が小さくなるのは当然です。

コロナ前はよくカラオケに行ったのに、コロナ禍をきっかけに全然行かなくなった。そんな人も多いでしょう。ぜひ一度カラオケに行ってみてください。以前のように歌えず、まずは愕然とするはずです。

コロナによって対面でのコミュニケーションが減り、**オンラインのコミュニケー**

ションが増えたのもその要因のひとつです。

オンラインの場合、ヘッドセットなどを使って自分の口元にマイクがある状態で話している人も多いでしょう。その状況で大きな声を出す人はいません。

コロナ禍前、そこそこの広さの会議室で話していれば、当然、反対側に座っている人にも届く声を自然に出していたはずです。ガヤガヤと騒がしいカフェや喫茶店で打ち合わせをする人も多かったと思います。

そうした状況が極端に減り、カラオケへ行く機会もなくなれば、当然声も衰えてきます。

みんなでカラオケに行くのももちろんいいですが、その機会があまりない人はひとりで行って、存分に歌うのもいい習慣だと思います。

カラオケが好きな人なら、それが「ワクワクする予定」になるでしょうし、大きく口を開けて、大きな声を出すのはコロナ禍からのリカバリーとして非常に適した方法です。1週間に一度でも、2週間に一度でもいいので「ひとりカラオケ」に行く。そんな習慣をはじめてみてはいかがでしょうか。

59

「声」でコンディションをチェックする

前の項目でカラオケの話をしましたが、**自分の健康や元気のバロメーターとして「声」はとてもわかりやすい指標**となります。

自分や周囲の人たちを思い返してみてください。**元気がないのに大声で話している人はいません**し、大きな声で快活に話している人が「ちょっと元気がなくて」なんてこともまずあり得ません。

それくらい「声」とはわかりやすいバロメーターなのです。

ところが、コロナ禍では肝心な声を発することが制限されました。大きな声はタブーとされ、誰もが口をつぐみました。話すとしても、小声でコソコソ、モゴモゴ話す場面が増えました。

すると当然、元気もなくなり、気持ち的にも落ち込んできます。

また、声帯は加齢で衰えてきます。耳鼻科の医師とも話したのですが、やはり年齢とともに声帯が衰え、声がかすれたり、出にくくなることはよくある症状です。

年齢的な衰えを低減する意味でも、自分の元気を取り戻す目的でも、意識的に大きな声を出すことはとても有効です。

カラオケに行って声が出にくくなっていると感じたら、それだけ心身のコンディションが下がっていると思ってください。

カラオケに行くのはおすすめですが、それが面倒な人は**お風呂や車のなかで大きな声で歌う**だけでも十分。自分のコンディションチェックにもなりますし、声を出すトレーニングにもなります。

さらに「歌うのが苦手」「カラオケは嫌い」という人は、**少し大きめの声で文章を朗読、音読**するのもいいでしょう。文章を音読すると、普段自分が話すときよりはっきりと発音するので、それだけ滑舌を意識することにもつながります。普段以上に声帯や口まわりの筋肉を使うので、これはとてもおすすめです。

60

ランチでは「炭水化物」を減らす

コロナの後遺症として「**ブレインフォグ**」を訴える人はたくさんいます。

これは**頭の中に霧（フォグ）がかかったような状態で、集中力が散漫になったり、じっくり考えることが難しくなったり、眠くなったりする**症状です。新型コロナウイルスに感染した後遺症として訴える人もいますし、ワクチンの後遺症を訴える人、またコロナ禍での生活のストレスからブレインフォグを感じている人もいます。

実際、私自身もブレインフォグを感じたことがありました。会議や外来などの途中でも思考がクリアにならず集中できないとか、取材を受けている最中なのにぼんやりと眠くなってしまうなど、そうした経験が何度かあったのです。

最初は「ちょっと疲れている」「寝不足だからかな」とやり過ごす人が多いと思い

ますが、実際にコロナ関連の何らかの後遺症としてブレインフォグが起こっている可能性は十分あります。

「集中力が続かない」「眠くなる」などを感じている人は、ランチで炭水化物を減らすのは有効です。

朝食はしっかり摂ることで体にスイッチを入れますが、昼食の場合は食事のすぐ後に仕事が再開するので、炭水化物が多いと眠くなったり、ブレインフォグも起こりやすくなります。糖質を摂り、血糖値が急激に上昇すると眠くなり、集中力が下がってくるのは体の構造からして必然です。昼に炭水化物を摂らないのもひとつの方法ですが、まったく摂らないとエネルギーが不足してしまう人は**炭水化物の量を減らして、野菜を中心に食べる**ことをおすすめします。

そもそもお腹いっぱいの状態で頭はクリアに働きませんから、**腹6分目**にして炭水化物を減らせば、それだけ体調はよくなるはずです。

さらに、**座り仕事を続けている人はとにかく一度立ち上がる。**それだけでも血流がよくなり、頭も体もコンディションは改善されます。

61

寝不足の日ほど体を「活動モード」にする

コロナウイルスの問題が起こる前から睡眠に関する悩みを抱えている人はたくさんいます。快適な睡眠をとるのは正直すごく難しいことで「これをすればスヤスヤ眠れる」といった方法はありません。

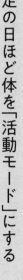

夜は交感神経優位から副交感神経優位になってくる時間なので、そうした体のバイオリズムを大事にするのが一番。**食事は就寝する3時間前までに終わらせて、お風呂も早めに済ませる。**夜遅くまでテレビやスマホを見ず、心穏やかに日記でも書いて眠りにつく習慣を丁寧に守ることが大切です。

とはいえ、それでもなかなかいい睡眠がとれない人も少なくありません。

コロナ禍でストレスを抱えた人、出勤と在宅ワークが混在して生活サイクルが乱れている人なども「うまく眠れない」とよく訴えています。

当然、翌日は寝不足になるのですが、「寝不足だから、電車の移動時間に15分でも寝よう」とか「昼休みに10分でも寝よう」とする人がいます。

体が疲れていれば休ませることも大事ですが、**寝不足の日に「ちょっとでも寝てリカバリーする」のはあまり効果的ではありません。**

寝不足の日は、そもそも睡眠時に上がるべきだった副交感神経が上がらず、そのまま朝になり、交感神経が上がってくるのですが、その切り替えもうまくいかず自律神経が乱れた状態が続いています。

だからといって、日中の「活動モード」の時間に少し寝て、副交感神経を高めようとしても体は対応できません。むしろ、だるくなるだけです。

寝不足の日の次の夜にはしっかり寝ることが大事ですが、日中は少しだるくても、むしろ動いて交感神経を高めることをおすすめします。

ストレッチをしたり、階段を使ったり、散歩をするなど体を動かすことで活動モードを高めるほうがバイオリズムには見合っています。

62

用事と用事の間に10分休憩を入れる

近年、さまざまな時間設定が短くなっているのに気づいているでしょうか。

よくいわれるのは「最近のヒット曲はイントロが短い（あるいはない）」とか「再生回数の多いユーチューブ動画は3分以内」など。集中して関われる時間設定がどんどん短くなっています。

メールよりもＬＩＮＥやビジネスチャットを使うようになり、コンパクトにやりとりするのも時間設定が短くなっている要素のひとつです。

そうした時間感覚の中で活動していくので、私たちの生活もアップデートしていく必要があります。

たとえば、会議もオンラインでやることが増えましたが、従来と同じ時間でやるのは長すぎます。これまで1時間でやっていたなら45分にするなど、時間設定を短くする意識は必要です。

ただし、注意してほしいのは「予定がどんどんキツキツになっていく」ことです。オンラインでの会議、ミーティングが当たり前になると、移動時間がありませんから、ひどい人になると間を置かずに次の予定が入っています。14時に前の会議が終わったら、そのまま次のミーティングに入るようなスケジュールです。

これは自律神経の観点から見ても、集中力が下がり、いいコンディションが持続しません。最初の1～2時間はなんとか持ちこたえられるかもしれませんが、その後はコンディションが悪いまま一日を過ごすことになります。

時間設定を短くしたら、その間に**10分程度の休憩タイムを細かく入れる習慣**をつけてください。すぐ次の用事に移るのではなく、一度席を立ち、できたらその場から離れる。簡単なストレッチをしたり、スクワットをしたりする。

ぜひ「短いタームで、ちょこちょこ休憩をする習慣」を取り入れてみてください。結局、これがいいコンディションを持続させる方法です。

第8章

「ワンランク上の健康」を目指す

63

意識するのはもうひとつ上の「健康と体力」

この章のテーマはズバリ「健康」と「体力」。

ここで少しだけ意識してほしいのは「もうひとつ上の健康と体力を目指す」です。

コロナ禍を経験した私たちは、さまざまな見えづらい後遺症を抱えています。

体のだるさ、集中力の低下などはもちろん**「なんとなく動くのが億劫になってしまった」「以前よりも運動習慣がなくなった」**などです。

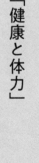

だからこそ、ここで「体をリカバリーしよう」より一歩進んで「もうひとつ上の健康を手に入れよう」「もうひとつ上の体力をつけよう」と気持ちを切り替えてほしいのです。

たとえば、この章では「週に何日かはスニーカーを履く」であるとか、近年流行りの「サウナ」についても取り上げます。

毎日とはいいませんが、週に何日かスニーカーを履く生活をはじめると、それだけで少し軽やかな気持ちになり、いつもはエスカレーターを使うところでも階段で上る気分になります。

サウナについても「これまでスポーツジムにサウナがあることは知っていたが、入ったことがない」という人もぜひ一度体験してみるといいでしょう。

そんなふうに、これまでとは違う「少し上の体力」「少し上の健康」を目指していきます。具体的なエクササイズ、トレーニング方法もご紹介するので、ぜひ**無理のない範囲で生活に取り入れてみてください。**

また、この章では「天気と不調の関係」についても取り上げます。

天気が悪い日はだるくなったり、関節が痛くなったり、頭痛がひどくなったりする人も多いでしょう。

そのあたりの「天気と不調」に関しても、自律神経の観点から対処法を紹介します。

64

少しだけ自分に負荷をかける

本書のタイトルは「はじめる習慣」。このタイトルには「動き出す」「踏み出す」と**いった意味合い**も込められています。

コロナ禍を経験したことで「動くことが億劫になってしまった人」も少なくありません。なにしろ長いこと「できるだけ出歩かない」が奨励されていたのですから無理もありません。

そんな状況から一歩踏み出すのは簡単ではありません。

そこで意識してほしいのは「少しだけ負荷をかける生活」です。

いつもより少しだけ歩いてみる。一部分でもいいので階段を使う。少しでいいので腹筋や背筋のトレーニングをする。

いつもより少しだけ汗をかく。そんなイメージでもいいと思います。「動かない生活」から「はじめる生活」、もっといえば「踏み出す生活」「動き出す生活」をするためにはやはり体力が必要です。

もちろん健康がすべてのベースですが、ただ健康でいるよりも、もう少しだけ自分に負荷をかけた生活をする。このイメージがポイントです。

実際に体にちょっとだけ負荷をかけてみると、やっているときはややしんどいかもしれませんが、終わった後は爽快です。

毎日でなくても、**2日に一度、3日に一度でも構いません。**少しだけ負荷をかける生活をしていると、同じようなトレーニングや階段上りのときに「あれ、前よりも少し楽になっている」とか「前より回数ができるようになってきた」と**自分の成長を感じられます。**

それもまた楽しいものですし、体が強くなると自信も出てきて、いろいろなことに前向きになります。「今日は少しだけ負荷をかけてみようかな」。そんなふうに思える日が一日でも増えれば、あなたの体は変わってきます。

65

週に何度か「スニーカー」を履いて出かける

少しだけ体に負荷をかける生活をする上で、とてもおすすめなのが週に何日かはスニーカーを履いて出かけることです。

普段、**仕事で革靴やパンプスで出かけている人がスニーカーで出かけると、それだけで気分が上がり、気持ちが軽やかになります。**玄関で「今日はスニーカーで行こう」と思っている段階でコンディションは整っていきます。

スニーカーを履いているだけで足下は軽やかになるので、少しだけテンポアップで歩いてみるとか、大股で歩いてみることを試してみてください。駅に行くまでの時間でも「ちょっとだけ負荷をかけた生活」が実現します。

そして、**何といってもおすすめなのは階段を使うこと。**

駅の階段はもちろん職場に着いても、いつもならエレベーターやエスカレーターを使うところを階段で上り下りしてみてください。

実際、**私もスニーカーの日には7階くらいであれば階段で上ってしまいます。**もちろん最初はきついので1階分でも、2階分でも構いません。

しかし、それを繰り返していると「今日は4階まで上れた」「今までは7階まで上ったらすごく息が切れていたのに、けっこう楽になってきた」など自分の成長を感じることができます。

そのほか、スニーカーの日はちょっと遠くの交差点が青信号だったとすると、普段ならのんびり歩いてしまうところをサッと駆け出して渡ってしまうこともあります。

ただスニーカーを履くだけで、世界が軽やかになります。

これはとてもおすすめの習慣です。

毎日やろうと思うとすぐに挫折してしまいますし、そもそもはじめる気になれません。まずは週に一日でも構いません。スニーカーの日をつくってみてください。

それだけで特別な一日が送れます。

66

「天気が下り坂」のときはストレッチがおすすめ

天気が悪い日は頭痛やめまいがしたり、だるくてあまり動く気がしない。そんな人は多いと思います。近年は**「気象病」**と呼ばれるほど、気候が悪くなることで体調が崩れていくことはごく一般的になっています。

実際には**天気が悪い日よりも少しずつ天気が悪くなってくる時期、すなわち低気圧が近づいてくるに従って体調が崩れていく**パターンが多いでしょう。

私も大雨が降っている日よりも「明日は天気が崩れそうだ」というくらいの段階で頭痛がしたり、体が重くなってきます。

そんなとき野生の動物なら洞窟など雨風がしのげる場所でずっとゴロゴロしています。人間も天気が悪い日に家でゴロゴロしていられるなら、それがいいでしょう。

しかし、ほとんどの人はそうはいきません。天気が悪くても仕事はありますし、家事や子育て、介護に休みはありません。

そんなときに意識してほしいのはやはり「動くこと」です。

考え方は寝不足のときと同じで、放っておくと体は「休息モード」に入りたがっています。しかし、私たちはもう少し「活動モード」を維持しなければなりません。

そのためにも立ち上がって少し歩くとか、簡単なストレッチ、スクワットなどをすることで血流をよくして、交感神経を高めることが必要です。

最近は天気予報の精度も上がって「何時間後に雨が降る」とか「どのあたりに雨雲が近づいている」などの情報がアプリですぐにわかります。

天気が下り坂だとわかったら、その時点で「もう少し動いて活動モードをキープしておこう」の意識が大事です。

本当に体調が悪いときは休むのが基本ですが、不調の原因がわかっているときは、あらかじめ対策を取り、コンディションをキープすることは可能です。

67

育児や介護中の人は「生活のリズム」を大切に

育児や介護がたいへんで日々ストレスフルな生活を送っている。

そんな人は本当に多いと思います。私の外来に来る患者さんにも「自分の体調を崩しているのに、育児や介護をしなければいけないんです」と訴える人は大勢います。

肉体的にも、精神的にもしんどい状況の中、自律神経を乱さないようにするのはとても難しいと思います。

そんな人に最低限私が伝えているのは「できるだけ自分の生活リズムを大切にしてください」ということです。

育児や介護をしている人の多くは自分のリズムで生活することができません。

寝る時間、起きる時間、食事のタイミングなど、たいへんな人になるとトイレやお風呂も自由に行けない。そんな暮らしをしている人もいるでしょう。

そうした状況を抜本的に改善するのは難しいでしょうが、**「何時に寝て、何時に起きる」「何時に食事をする」といった自分のペースをできる限りでいいので優先する**ことをおすすめします。

真面目で一生懸命な人ほど、自分以外の誰かに合わせてしまいますが、それでは自律神経が乱れやすく、感情的にもイライラしたり、いろんな行為が雑になったり、小さなミスを起こしやすくなったりします。

相手のために尽くすのも大事ですが、できるだけ自分の生活リズムは守る。お昼にお茶を飲むことでリラックスできるのであれば、忙しくても、誰かを待たせて迷惑をかけているとしても、その時間を大事にしてみてほしいのです。

あなたには「自分を大事にすること」が必要ですし「自分のペースを優先する」意識も大切です。

「それができれば苦労しない」と感じる人もいるでしょうが、**「自分のペースを守る意識」だけでも持ってみてください。**意識から行動は変わってくるものです。

68

自分で不調をつくらない

病は気から。これは本当だと医師から見ても思います。

近年はちょっと不調を感じると、インターネットでいろいろと調べる人が多いでしょう。それによって状況が理解できたり、自分でできる適切な対処法を知ることができるなどメリットもあります。

しかし一方で、**過度に不安になり、本当はそんな病気ではないのに、自分で状況を悪くしてしまうケースもめずらしくありません。**

以前、私も軽いぎっくり腰になり、しばらく腰が重く、しんどい時期がありました。

そんな状況をもしインターネットで調べたら「ガンの骨転移かもしれない」とどんどん不安になることも十分に考えられます。

気になるなら医師に相談するのが一番ですが、現代人なら何かしらの不調を抱えて生活しているのはむしろ当たり前です。いろいろ気にしすぎると、それが原因で自律神経を乱し、血流が悪くなり、本当に体の調子が悪くなってきます。

まさに「病は気から」です。

やや乱暴な表現をすれば、暇すぎるのも問題だと私は思っています。

体に多少の不調があっても、日々仕事が忙しいとか、家のこと、家族のことをいろいろやらなければいけないとなれば、小さな不調に構ってなどいられません。

すると「あれ、いつの間にか治っている」「そんなに問題じゃなかったのか」となることもよくあります。無理に忙しくする必要はありませんが、夢中になれる趣味を持つのはとてもいいことだと思います。

大事なのは、自分で不調をつくらないこと。

忙しく暮らしていても、その不調が続いたり、症状が悪くなっていると感じたなら、これはもう3日以内に病院へ行くべきです。そうやって**自分なりのルールを決めておくのも自律神経を余計に乱さないコツ**です。

69

サウナで血管を鍛える

近年、サウナがとてもブームになっています。

無理をしないことが大前提ですが、自律神経の観点から見てもサウナは健康維持に役立ちます。良質な血液が体の隅々まで血行よく流れている状態が健康だと述べましたが、サウナは血管をしなやかに保つ効果が期待できます。

血管には「動脈」「静脈」「毛細血管」の3つがあり、いずれの動きも司っているのは自律神経です。

通常、サウナではまず温度の高いサウナ室で体を温めます。このとき副交感神経が上がり、血管が広がります。

その後、水風呂や冷たいシャワーによって体を冷やすのですが、このときは反対に交感神経が高まり、血管がキュッと縮まります。

これを適度に繰り返すことによって、いわば**「血管の筋トレ状態」**になります。血管の収縮が繰り返し行われれば、血行がよくなり、血管そのものもしなやかになっていきます。

血行がよくなると体中の毛細血管にも血液が行き渡り、新しい血管ができる**「血管新生」**という現象も起こってきます。

同じことは運動でも起こりますが、日常的に運動する時間がなかったり、足腰の不調などによって運動が難しい人にとってもサウナを上手に活用するのはおすすめです。

ただし、無理は禁物。血管関連の病を抱えている人はヒートショックを引き起こすリスクがあるので、必ず主治医に確認してください。

また、サウナで動悸が激しくなったり、不整脈が出る場合にはすぐにサウナ室から出てください。いうまでもありませんが、飲酒後のサウナも厳禁です。飲酒後は特に脱水症状になりやすくなります。

70

血流が促進されるから「サウナでととのう」

サウナが好きな人はよく「ととのう」と表現します。

じつをいうと、**私はサウナについて長年懐疑的**でした。「こんなに熱くて苦しいものが健康にいいわけがない」と考えていたのです。

しかし、サウナ好きの友人からすすめられてサウナ室に入るようになり、**その印象は大きく変わりました。**

私の場合は我慢しない程度、だいたい7分ほどサウナ室に入り、水シャワーを浴びます。これを2、3回繰り返し、基本的に水風呂には入りません。私には水風呂は冷たすぎるので、冷たいシャワーを浴びることに留めています。

これをやっているとなんともいえない心地よさがあります。

そんな自分の体験を踏まえて、サウナの「ととのう感覚」を検証してみたのですが、まず熱で温められた血管が拡張し、その後、水シャワーや水風呂によって冷やされると血管は一気に収縮します。

血管がキュッとなって一時的に血流が悪くなるわけです。その後、外気浴や室温で休憩していると、徐々に血管が緩まり、血液が全身にサーッと流れはじめます。

この血流が促進されるとき、私たちは「気持ちいい」「ととのっている」と感じるのです。

以前の私からは考えられませんが、**今では毎朝サウナに入るのが習慣**になり、それが5年続いていてます。毎朝のルーティンとしてスポーツジムへ行くのですが、そこで運動、トレーニングはせずサウナだけ入ります。

「スポーツジムへ行って、サウナだけ入るんですか」と驚く人もいますが、これが私にとても合っているスタイルなのです。

適切に入れば、サウナが健康にいいのはたしかですが、**やはりそこも個人差があります。**決して無理をせず、自分に合ったスタイルを見つけることが大切です。

71

「簡単なエクササイズ」で細胞を活性化させる

「スポーツジムへ行ってトレーニングをしない」というと「小林先生は運動をまったくしていないんですか」と聞かれることが多いのですが、そんなことはありません。

私はできるだけ**「日常生活に運動を取り入れること」**と**「自分に合った負荷のかけ方」を意識**しています。本書でも語った「スニーカーの日」に階段を積極的に使ったり、電車の乗り換えのときは歩くなど生活の中でもちょっとした運動はできます。

それに加えてセル・エクササイズと適度な負荷の筋力トレーニングはするようにしています。セル・エクササイズとは、解剖学、運動生理学、医学の観点から私たちが考案した**ケガのリスクが少なく、細胞（セル）を活性化させるためのエクササイズ**です。セル・エクササイズとして、ぜひやってほしいのは次の3つです。

①体を前と左右に倒す

足を肩幅に開いて立ち、手首を交差して手のひらを合わせてロックします。肘をグッと伸ばしたら頭上に上げ、ゆっくり呼吸しながら、上体を前に倒します。その後、左右にも倒します。この動きを10回ほど繰り返してください。

②上半身を大きく回す

①と同じように手のひらを合わせて上に伸ばし、上半身を回します。この際、腰ではなく手先で大きく円を描くようなイメージで回すのがポイントです。続いて反対回転も行います。この動きを片方5回、反対回転も5回行ってみてください。

③片足立ちヒザ曲げ、足首揺らし

足首の少し上をつかんで片足立ちになり、かかとをお尻へ引き寄せ、30秒程度揺らします。その際、もう片方の手は腰に当てます。

こうしたエクササイズを**トータルで1日10分行う**だけでも、細胞（セル）に血液を行き渡らせることができるので、ぜひはじめてみてください。

72

「適度な負荷のトレーニング」で筋力を鍛える

「アイソメトリックトレーニング」という言葉をご存じでしょうか。これは、**筋肉の長さを変えないまま一定の負荷をかけ続けるトレーニング**です。そもそも「アイソメトリック」とは「等尺性」「等長性」などと訳され「同じ長さ」という意味を持ちます。

一般的な腕立て伏せや懸垂の場合、腕を曲げたり、伸ばしたりすることで筋力を鍛えます。すなわち筋肉の長さが変わっているのです。

一方、仰向けに寝転がり、両足を数十センチ上げた状態でキープすると腹筋に負荷がかかるでしょう。この場合、ずっと同じ姿勢をキープしているので筋肉の長さは変わりません。これがアイソメトリックトレーニングです。

ここでおすすめするのは、あまり負荷がかかりすぎないアイソメトリックトレーニングです。

たとえば、自分の胸の前で両手のひらを合わせて、両方から押し込むようにするトレーニング。この状態をキープすることで**胸や腕の筋肉**が鍛えられます。

あるいは、壁に寄りかかって、いわゆる「空気椅子」のような状態で（あまり深く膝は曲げずに）背中で壁をグッと押しているだけで**太ももの筋力**が鍛えられます。

こうしたトレーニングは大きな負荷をかけないためケガのリスクが低いですし、まったくお金もかからず、**どこでもやることができます。**

職場などでイスに座っているときは、両手で片方のヒザを上から押さえつけながら、足を上げようとすると太ももに適度な負荷がかかります。

回数や時間に決まりはありませんが、無理のない範囲で、**仕事や家事の合間など「同じ姿勢でちょっと疲れたな」と感じたときにやるのがおすすめ**です。

簡単にやれますし、筋力が鍛えられると同時に、血流もよくなるのでぜひはじめてみてください。

第9章

「食」を整える

73

一日2本のバナナで腸を整える

この章のテーマは「食」。「食べ物」や「食べ方」について紹介していきます。

バナナを活用した腸活、ホットスムージー、肉の食べ方など、これまでのあなたの生活にはなかった習慣もぜひこの機会に取り入れてみてください。いろいろ試していく中で、続けられるものがひとつでも見つかれば十分です。

何年か前にバナナダイエットが話題になり、スーパーマーケットからバナナが消えるという事態も起こりました。

実際、**バナナはとても健康によく「腸活」にもおすすめ**です。

腸の働きをよくするには食物繊維が欠かせないのですが、食物繊維には水に溶けない不溶性と、水に溶ける水溶性の2種類があります。この両方の働きを一挙に担ってくれるのがレジスタントスターチという成分（でんぷんの一種）です。

このレジスタントスターチを摂れるのがバナナなのです。

甘いものを食べると血糖値が上昇し、脂肪が溜まることを心配する人もいますが、バナナにはその心配がほとんどありません。

健康にいいといっても食べすぎはよくないので、一日に2本を目安にバナナを食べる生活をはじめてみてください。ちなみに、バナナを買ってくると、最初は茎のほうが緑色で、だんだん黄色になり、さらに熟してくると茶色っぽくなってくるでしょう。じつは、それぞれの状態によって健康への効果も違ってきます。

腸内環境を整えることを一番の目的にしたい人は**茎が緑色のバナナ**を食べるといいでしょう。**美肌や脂肪燃焼**を目的とする人は、ビタミンB群が増えてくる**黄色いバナナ**がおすすめ。**老化防止、免疫力向上、胃潰瘍対策**などを目指す人は、リン脂質が含まれ、ポリフェノール量も増えてくる**茶色っぽいバナナ**が適しています。

いずれにしても、バナナは健康の強い味方。

ぜひ普段の食生活に加えてみてください。

74

夏でもホットスムージーがおすすめ

体の調子を整える食べ物としてホットスムージーはとてもおすすめです。

スムージーと聞くと冷たいものを想像しますが、食材を温めてつくるホットスムージーは体を温めてくれますし、気持ちもほっと落ち着いて自律神経も整ってきます。

ただし、野菜の中には加熱すると栄養素を損なうものもあるので選び方を工夫する必要があります。私がおすすめしているのは**リンゴ、ニンジン、ブロッコリーを使ったホットスムージー**。

リンゴは皮つきのまま温めるとペクチンという水溶性の食物繊維が増えます。腸を整えるにはぴったりの食材です。

ニンジンは熱を加えることでβグルカンの含有量が増加することがわかっていま

す。これは抗酸化作用があるので、体の中から若さを保つのにうってつけです。

ブロッコリーはビタミンCが豊富です。もともとビタミンCは熱に弱いのですが、ブロッコリーの場合はそれほど損なうことがありません。

ニンジン50グラム（約3分の1本）をスライスして、1分ほど茹でます。

ブロッコリーも50グラムほど湯通ししておいて、それらにリンゴ同量、はちみつとお湯を一緒にミキサーにいれて混ぜ合わせたら完成です。

とても簡単ですし、**体を温めつつ、健康にいい成分がたくさん含まれている**ので、ぜひ試してみてください。

冷えやむくみが気になる人は、生姜を一緒に入れて混ぜ合わせてもいいでしょう。

ホットなので、もちろん冬はおすすめですが、夏場こそ強い日差しにあたり、汗をかいて、体は大きなストレスを抱えています。**少し涼しい部屋で夏場にホットスムージーを飲むのもいい習慣**です。

ほっとひと息つけますし、体が喜んでいるのを実感できます。

75

「腸の疲労度」をセルフチェックする

日々の健康管理において「腸が疲れていないか」を確認するのはとても大事です。

コロナウイルスの感染拡大以降、免疫機能を高める意識はさらに広がったといえるでしょう。免疫力が下がっていると、コロナに限らずさまざまなウイルスに感染しやすくなり、感染した際には症状が重くなったり、後遺症に苦しむ可能性も高まります。

そんな大事な免疫細胞の7割がじつは腸内に存在しています。つまり、**免疫力を高めたいなら、腸内環境を整えるのが一番**なのです。

そういう意味も込めて「今の自分の腸の疲労度」はぜひ毎日気にしてほしいところです。

腸のセルフチェックの項目は次の4つです。

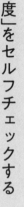

・便秘気味で排便が毎日ない
・便が硬かったり、下痢気味である
・便意を突然感じる。または便意をまったく感じない
・排便後、お腹に張りや便が残っている感じがする

この中で**ひとつでも当てはまる人は腸が疲れている**可能性があります。

腸が疲れているときにぜひやってほしいのは**善玉菌を含む発酵食品（ヨーグルト、納豆、味噌、ぬか漬けなど）を食べる**こと。そして、適度な運動と生活習慣を整えることです。

もちろんこれはどんなときでも行ってほしいのですが、「腸が疲れている」と感じるときには特に「腸の状態を整える意識」を持つようにしてください。

腸は「第二の脳」「第二の心臓」といわれるほど、体にとって大事な細胞や神経が集まっています。ぜひ腸の調子を整える意識を持ってください。

76 夕食に納豆やヨーグルトを食べる

前の項目で「腸の疲労」について語りましたが、腸の状態を整えるために「腸のゴールデンタイム」を知っておくのは大切です。

じつは**腸は夜10時から深夜2時までの間、活発に働きます。**食べたものを消化し、吸収する働きがこの時間に活発になるのです。

この時間がまさに**「腸のゴールデンタイム」**。

つまり、この時間に腸が活発に活動できるよう、余計な負担をかけないことが大切なのです。

そのために、ゴールデンタイムがはじまる2時間前、すなわち**夜の8時までに食事を済ませておく**ことです。また、腸が活発に活動するには交感神経が適度に下がり、副交感神経が高まっていることが理想です。だからこそ、あまり夜遅くまでテレビやスマホを見て交感神経を高めるのではなく、リラックスして、のんびりと一日を振り返ったり、明日の準備をしながら睡眠の準備をするのもおすすめです。

そんな「腸のゴールデンタイム」を目指して発酵食品を摂る。

これもなかなかいい習慣です。

基本的に発酵食品はいつ食べてもいいのですが、**腸のゴールデンタイムは栄養をよりしっかり吸収する**ことがわかっているので、そのタイミングを目指して発酵食品を摂るとより効果的です。

「腸が疲れている」とセルフチェックで感じた人は特に、生活習慣を整え、適度に運動することはもちろんですが、夕食（8時までに食べ終える）に納豆やヨーグルトなどの発酵食品を意識して食べるのもおすすめです。

さらにひとつ加えるならば、**「よく噛むこと」**。あまり噛まずに飲み込むのは胃腸に負担をかけるので、とにかく腸に負担をかけないように、いい状態で、いい栄養を送り込む。この意識によって体の状態は確実に整ってきます。

77

「食べなくても大丈夫なとき」もある

「心配事があると食事が喉を通らないです。どうしたらいいでしょうか」

そんな相談を受けることがあります。

たしかに、心配事があって食欲がなくなることはよくあります。

医師としてまず確認したいのは「体調不良によって食欲がないのか」、それとも「心配事があって食欲がなくなっているのか」です。

前者であれば、やはりさまざまな病気の可能性もあるので、**食欲不振が5日とか1週間続くのであれば、病院へ行く**ことをおすすめします。

一方、**心配事があって食欲がないのであれば「そんなに無理して食べなくても大丈夫ですよ」**が私の答えです。

誰にだって食べたくないとき、食べる気になれないときはあります。

そのとき、**もっともよくないのは「食べなきゃいけない」との固定観念や強迫観念。**

一日、二日食べなくても何ら問題ありませんし、健康体であれば、食べたくなったら食べられます。「食事が喉を通らないなら、食べなくていいや」くらいの感覚でいたほうがむしろ安心できますし、体の状態も整ってきます。

同じように、心配事があって夜眠れない。ストレスが多く、何度も夜に目覚めてしまう。そんな相談を受けることもありますが、これらも「寝られないなら、体だけでも休めておこう」とあきらめる発想が大事です。

睡眠、快眠はとても難しい領域で、基本的なこと（早めに食事やお風呂を済ませる、テレビやスマホを遅くまで観ないなど）を踏まえるのは大切ですが、それで必ず快眠できるかといえば、そうでない人も大勢います。

ここでのポイントは「食べなきゃいけない」「眠らなきゃいけない」と思いすぎて、自分を追い詰め、自律神経を乱さないようにすることです。

抗わずに受け入れる。これもまた自律神経を整える極意です。

78 いい血液をつくるための「肉の食べ方」

長寿の人は肉を好んで食べている。

そんな話を聞いたことがあるでしょうか。高齢者に不足しがちなタンパク質を摂る意味で肉や魚を食べることは大切です。

しかし、**年齢を重ねてきたら肉の食べ方を工夫する**必要があります。

肉を食べる際に問題となるのは脂肪。脂肪が血液中で酸化すると、血液がドロドロになってしまうためです。

私はよく**「健康とは良質な血液が血行よく流れている状態」**と表現しますが、血液がドロドロになると血液の質も下がり、血流も悪くなります。

すると、体中に必要な酸素や栄養が運ばれないだけでなく、老廃物が溜まりやすく、動脈硬化のリスクも高まります。

肉を食べるのはいいのですが、脂質の対策をしておく必要があるわけです。

第一は**脂質の少ない部位を食べる**こと。

牛フィレ肉、豚のもも、鶏のささみなどを選び、ソーセージなど加工肉は脂質が多いので避けたほうが無難です。

もうひとつは**抗酸化成分を含んだ野菜や果物と一緒に食べる**こと。

ニンジンやほうれん草、小松菜などに多く含まれる「βカロテン」、さまざまな野菜や果物に含まれる「ビタミンC」、ナッツやかぼちゃに含まれる「ビタミンE」などを意識的に一緒に摂取してください。ブルーベリーに含まれる「アントシアニン」、たまねぎの「ルチン」などのポリフェノールもいいでしょう。

こうした抗酸化成分には脂肪を血液中で酸化させにくくする働きがあります。

いずれにしても、食べすぎは健康を害するので腹6分目を目指すのは大事です。その上で食べ方を工夫すると、さらに健康維持に役立ちます。

いい血液をつくり、血行をよくする食べ方。ぜひ意識してみてください。

79

レモン、アボカド、リンゴは若返りの特効薬
――注目の「エクソソーム」

この章の最後に**健康、美容、アンチエイジングなどの領域で近年話題の「エクソソーム」**についてお話ししましょう。「初めて知った」という人もこれから耳にする機会は多くなると思います。

エクソソームとは「細胞外小胞」と呼ばれる物質のひとつで、簡単にいえば、ものすごく小さなカプセルのようなものが細胞から分泌され、それが「細胞同士の情報伝達」に使われている。そんなイメージのものです。

研究としてはまだまだ途上段階で、これからどんどん進んでいくところですが、エクソソームのすごいところは「若い人のエクソソーム」を取り入れると細胞が若返っていく効果が期待できることです。

極端にいえば、ドラキュラのような話です。

ドラキュラ伝説といえば、若い人の血を吸うことで自分自身が若返っていくものですが、乱暴にいうと、そんなイメージのことが期待されているのがエクソソームです。ぜひ、この機会に名前くらいは知っておくといいと思います。

美容やアンチエイジングの領域ではすでに活用されていて、エクソソーム療法、エクソソーム注射などによって多量のエクソソームを体内に入れる施術が行われています。

今後は**再生医療の領域でも、積極的に活用**されていくと思われます。

エクソソーム自体は決してめずらしいものではなく、漢方にも入っていますし、私たちが普段食べている**レモン、アボカド、リンゴなどにも多く含まれている**ことがわかっています。

私が書籍を初めて出した十数年前は自律神経について知らない人も大勢いましたが、今やほとんどの人が知っています。それと同じように、今後エクソソームは医療、健康分野で誰もが知る言葉になっていくと思います。

第10章

「自分スタイル」で生きる

80

自律神経を乱さない「自分スタイル」をつくる

この章のテーマは「自分スタイル」。

自律神経を整える上で「自分」は重要なキーワードです。

当たり前の話ですが「自分」と「相手」は違います。「そんなことはわかっている」と誰もが思うでしょう。

しかし、会社やその他のコミュニティで**「みんなはやっているけれど、自分はやらない」と意思決定できる人がどれほどいるでしょうか。**

飲み会に「参加する、しない」もそうですし、みんなが社内のチャットに何かしらの反応をしていると「自分も『いいね！』を押さなきゃマズいかな」と思う。

そんな場面はいくらでもあるでしょう。

もちろん、それぞれの場面で「こうするべき」「こうしてはいけない」などの正解、不正解はありません。あるとしたら、その意思決定においてあなたは「どれくらい自律神経を乱さずにいられるか」の基準くらいでしょうか。

社内のチャットに「いちいち反応するのは面倒で嫌だ」と強く思うなら、それに見合った自分スタイルをつくっていくしかありません。

反対に「自分だけ反応していないとすごく気になる」という人はそれもまた自分スタイルでやっていけばいいだけです。

現代は「個人の時代」「多様化の時代」「ダイバーシティ&インクルージョン（多様性を認め合い、活かす）の時代」といわれる一方で、SNSなどデジタルコミュニケーションツールの発達により**「他人が何をしているか」が気になる時代**でもあります。

そんな中、あなたはどんな生き方、どんな働き方、どんなコミュニケーションの取り方をしていきますか。

あなたが自律神経を乱さずにいられる「自分スタイル」とはどういうものか。

この機会にぜひ考えてみてください。

81

「そんなにうまくいくわけがない」と考える

世の中には楽観的な人もいれば悲観的な人もいます。それは性格なので「どちらがいい」ということはありません。

ただ、自律神経の観点からすると、やはり悲観的な人より楽観的でいられるほうがいいコンディションをキープしやすいとはいえます。

私自身、性格的には楽観主義だと思うのですが、これはなにも「きっとうまくいく」と思っているわけではありません。

私の思考はむしろ逆で**「人生、そんなに甘くない」「うまくいかなくて当たり前」**と思っています。まさに期待しない生き方。私がよくいう「Don't believe anybody」（誰も信用しない［＝すべては自分の責任］）も基本は同じ考え方です。

それだけ聞くとひどく悲観的に感じるかもしれませんが、人生なんてそんなものだから、何があっても大丈夫。大丈夫どころか、それが普通。

私はいつも、そんな「シン・楽観主義」で生きているのです。

たとえば、私はよく講演を頼まれます。わざわざ集まってくれた人たちにとって、少しでも役立つ情報を与えたい、有意義な時間、楽しい時間を過ごしてほしいと願っています。しかし、集まってくれたすべての人に、その価値を感じてもらうのは不可能。人生そんなに甘いものではありません。

だから私は、たったひとりでも「よかった」と感じてくれる人がいるならOK。そう考えるようにしています。書籍にしてもそうです。読んでくれる人全員を満足させるなんて無理な話。もちろん**常に全力は尽くしますが、結果に過度な期待はしません。**でも、それが私の自律神経を整え、いいコンディションといいパフォーマンスにつながっています。

どんなことも「そんなにうまくいくわけがない」。こんな「シン・楽観主義」も案外おすすめです。

82

「仕事は楽しくやろう」に惑わされない

「やりたいことを仕事にするのが一番」「とにかく仕事を楽しもう」。そんな「仕事＝楽しく」のメッセージを近年よく見かけるようになりました。

仕事を楽しくやれている人はそれでいいと思います。日々ワクワクすることが自律神経にも、ひいては健康にいいこともたしかです。

ただ私は「仕事は楽しくやろう」の風潮に、どちらかといえば懐疑的です。**仕事が楽しくやれる人もいれば、辛くて辛くてたまらない人もいる。**

「辛くてたまらない人」に「仕事は楽しくやりましょう」なんていっても、さらにやる気をなくすか、腹を立てるかのどちらかです。

本当に辛くて続けられないなら、もちろんすぐにでもやめることをおすすめします。メンタルやフィジカルに不調を来す前に自分を守るのは大事です。

今まさに、**辛く、苦しい境遇でがんばっている人に「仕事は楽しくやりましょう」というつもりは毛頭ありません。**

幻冬舎の社長・見城徹さんとサイバーエージェントの社長・藤田晋さんの共著に『憂鬱でなければ、仕事じゃない』というものがありますが、それもひとつの真実です。そんな憂鬱な状況でも、いかに自律神経を整え、自らのコンディションを維持しながら、安定したパフォーマンスを発揮するか。

これもまた一流の仕事術だと私は考えます。

私が「休み」や「区切り」をあまりつくらないのは、休んでしまうと憂鬱な仕事に向かうエネルギーがより必要になるからです。学会で海外へ行って帰国するときも、直接家には帰らず、必ず病院へ行くようにしていました。できるだけ区切りをつくらず、自然に日常の仕事へ戻るためです。

「仕事は楽しく」とは程遠いですが、そんな仕事のやり方もあるのです。

83

「人生を彩ってくれる要素」を複数持つ

自律神経を整える考え方として「自分でコントロールできるものか」「そうでないか」を考え、前者に意識を向けることを私は常に説いています。

そういう意味では「組織から自立（自律）した生き方」をすることはとても大切です。それだけ自分でコントロールできる領域が増えるからです。

これをいうと「組織から独立して、フリーランスになったり、起業するということですか」という人がいますが、必ずしもそれだけではありません。

たしかにフリーランスや起業も組織から自立した生き方ですが、もう少しわかりやすく表現するなら、組織で働いていたとしても**「組織内の自分を〝人生のすべて〟にしない」**発想が重要だということです。

たとえば、上司に評価されないことが、ものすごく大きなストレスになっている人がいるでしょう。自分が任されるはずだった重要ポストが「自分より能力の低い同僚」に決まってしまった。組織の中で「自分が満足できる仕事」をしていない。どれもよくある話でしょう。

これらのほとんどは「自分のコントロール外」の話で悩んでも仕方ありません。

しかし、組織内の自分が「人生のすべて」、あるいは「大きなウェイトを占めている」と、どうしても「嫌な気持ち」から抜け出せません。

今、組織で働いているとしても、うまくいかないことがあれば**「別にそれがすべてじゃないからね」**と軽やかに（強がりでなく）いえるような生き方をする。

これもまた広い意味での「組織からの自立」だと私は考えます。

家庭生活でもいいですし、趣味でも、地域のボランティアでもなんでも構いません。

あなたの人生を形づくり、彩ってくれる要素を複数持っておく。

そんな「自立した自分づくり」をぜひ今からはじめてみてはいかがでしょうか。

84

「悪い流れになったときどうするか」を考えておく

あなた自身でも、あるいはあなたの周囲でも「そんな状況なら辞めてしまえばいいのに」「そうまでして会社にしがみつくことはないのに」と感じることがあると思います。

たとえば、頼みの綱の権力者が失脚したばかりに、とんでもない冷遇を受ける。そんな人がいるでしょう。

「あの人は次のトップ確実だ」とまでいわれていた人が、ある日突然まったく畑違いの閑職に回される話もめずらしくありません。

「辞めずにがんばる」のもひとつの選択肢であることはわかります。会社に残ることで開ける未来もあるのですが、年齢的にも、状況的にも「そうまでしてしがみつくことはないのに」と感じる場面もやはりあります。

辞めるのは勇気のいる決断です。「勇気ある決断ができる人」と「そうでない人」は何が違うのか。決断力は一種の能力ですし、性格の差もありますが「普段からどれだけ意識しているか」が重要だと私は考えます。

「もし、こういう状況になったら、自分はどうするだろう」「こういうとき自分はどんな決断を下すだろう」と常にイメージし、考えておくのです。

人生には「いい流れ」も「悪い流れ」もあり、「悪い流れになったとき、自分はどうするのか」を考えておくことは重要です。

とかく決断力がある人は突然降りかかってきた状況に対し、即座に意思決定しているように見えますが、実際は常にいろんなことを想定しているものです。

決断力とは、ある意味では「準備の力」です。

自分らしい人生を生きるためにも、「もし○○になったら、どうするか」をぜひ考えておいてください。

85

「午前中」にほとんどの仕事を終える

人間のバイオリズムとして午前中は自律神経の状態がよく、仕事やその他の用事を効率よく進めることができます。

朝が苦手でない人なら、**早朝から動き出す「アーリーワーク」はおすすめ**です。

朝4時くらいに起きて朝食を摂り、5時から仕事をはじめます。自宅で仕事ができる人なら、そこで1~2時間は仕事をしてしまいます。

オフィスへ出社する人でも6時~8時を第一ラウンドとして仕事をする。

その後30分くらい休憩を取り、11時頃まで働いたら、午前中だけでたいていの仕事はこなせてしまいます。

自律神経の状態がいい朝は「自分ひとりで集中しなければならない業務」をやり、

会議やミーティングはできるだけ午後に入れます。

人とコミュニケーションをしていると、それだけで交感神経は高まります。午後の仕事は人との関わりの中でいい状態をキープする。そんなイメージです。

午後3時くらいになったら、一日の仕事は終わり。

もちろん個人差はありますが、**このサイクルによって快調に仕事ができる人は案外多い**と思います。

会社の規定、環境などさまざまな問題はありますが、働き方の多様化を謳うなら、こんなスタイルもどんどん取り入れてほしいと私は思っています。

私がロンドンの病院で勤務していたときはこれに近いサイクルで、朝6時台にはみんな動き出し、7時には打ち合わせがはじまっていました。7時半にはオペ室に入り、特別な用事がなければ午後3時には帰っていました。

余談ながら、こんなサイクルで働いていたので、ロンドンの夕方といえば、ビールを飲んでいた思い出しかありません。

86

自分に合う健康習慣を見極める

私はもともと午前中を充実させるアーリータイムを実践していますが、早朝をもっと充実させたいと思い、4時半から1時間ほど散歩をする習慣をはじめてみました。

これだけ聞くと「なんとも体によさそう」と感じる人も多いでしょうが、**これが私にはまったく合っていませんでした。**

その習慣をはじめた頃、朝の散歩は当然気持ちがいいわけです。その後で朝食もしっかり摂り、最高の一日のはじまりを迎えている気分になります。

ところが数カ月続けていると、午前中の9時、10時くらいに妙にだるくなったり、集中力が続かないなどあまり調子がよくないのです。

最初は「今日は疲れているのかな」くらいに思っていたのですが、調子が上がらない日が増えてきて「もしかして朝の散歩が原因ではないか」と思い至りました。

それで朝の散歩をやめ、これまで通り5時前後には起きますが、特に運動することもなくコーヒーを飲んでから軽く仕事をはじめる習慣に戻してみたら、どんどん調子が戻ってきました。

この体験から得られる教訓は、**「自分に合うスタイルを見極める大切さ」**です。

本書でもさまざまな提案をしていますが、それをいろいろ試してみるのはいいと思います。しかし、それと同じくらい「自分に合わないものはやめること」も大切です。

人にはそれぞれ小さい頃から備わっている体内時計があります。

朝早く起きて、すぐにランニングをすることで体の調子が整ってくる人もいれば、朝はのんびりして、夕方散歩へ行くとすごく調子がいい人もいます。若くて、適応力も柔軟性もあるうちはいろいろ変化できますが、30代以降になると、なかなか自分の生活リズムを変えるのは難しくなります。

睡眠、食事、運動はコンディショニングの基本ですが、それをどのタイミングで、どんなふうに実践するか。自分なりのスタイルを見極めることが大切です。

87

「相手の意見」に反応しない

人から「いいこと」をいわれれば嬉しいし、「嫌なこと」をいわれれば嫌な気分になる。誰でもそうだと思いますが、自律神経を乱さない生き方として私がおすすめしたいのは**「いいも、悪いもその人個人の意見に過ぎない」**の捉え方です。

本書でも「評価で生きない」と話しましたが、評価はときの流れで変わるものですし、そもそも人はいいたいことを好き放題いいます。

かつて私も「好かれたい」「評価されたい」との思いが強く、周囲を気にしていましたが、自律神経の研究を本格的にはじめた頃から「そんなことを気にしても、いいことはひとつもない」と考えるようになりました。

たしかに、評価されれば嬉しいです。

しかし冷静に考えてみると、すごく評価されて、人生がバラ色になるかといえば、決してそんなことはありません。一方で、誰かに酷評されたからといって、私の人生が急激に悪くなることもありません。

結局「人の評価」や「人の言葉」はよくても悪くても、自分の人生にはあまり関係しないのです。影響があるとすれば、自分の自律神経をどれだけ乱すか。それだけです。

講演をしても、本を出しても、テレビやラジオに出演しても、普段仕事をしていても、いろいろな人がいろいろなことをいってきます。ただし、そのすべてはその人個人の意見に過ぎません。個人的な意見をいうのは自由ですが、それに私がわざわざ反応する必要はありません。

誰かに「嫌なこと」をいわれたときは、ぜひ思い出してください。

どうでもいい誰かの個人的な意見に、あなたがわざわざ反応して、自律神経を乱す必要はありません。どうせ反応するなら、あなたをいい気分にしてくれる人の意見だけでいいのだと私は思います。

88

自分のことは「実力以下に言っておく」

私たちはつい「自分を大きく見せたくなる」ものです。

顕著なのは初対面の自己紹介。自分が「いかに大きな会社に属しているか」「どれほど重要で価値ある仕事をしているか」「こんな有名な人ともつき合いがある」など自慢めいた話を長々とする人もよくいます。

本人としては「自分はすごい人間だ」とアピールしたいわけですが、あまり褒められた行動には感じません。

そもそも、**そんな自慢を聞かされて「ああ、あなたはすごい人だ」と思う人は稀でしょう。**大人ですから「すごいですね」「立派ですね」と表面的には返しますが、心の中では「この人は自慢が好きだな」「自分を大きく見せたいんだな」と思うだけです。

余談ながら、私は自慢話を聞いているのもそれほど嫌いではありません。なぜなら、相手の自慢を聞いている限り、自分は余計なことを口にせずに済むからです。

「見ざる、言わざる、聞かざる」は自律神経を乱さない極意ですが、中でも「余計なことを言わない」は大事です。

相手の自慢話を聞いている限り、その危険性はありません。

もし、自分のことを話す機会があるならば「実力以下に言っておく」のが一番。「どんなお仕事をされているんですか」と聞かれたら、当たり障りのないことを答えて、自分の功績や評価につながるようなことは口にしない。これに尽きます。

必要以上に自分を大きく見せようとすると、その行為自体、自律神経を乱しますし、ボロが出ないよう必死に取り繕い続けなければなりません。

そんなことに余計な神経を使い、コンディションを落とすのは愚かなことです。

いずれにしても、見る人が見ればわかりますし、来るときが来れば本当のことはわかります。だからこそ「実力以下に言っておく」。

これで自律神経が乱れることはありません。

89

得意領域に力を注ぐ

「自分スタイル」で生きていくにあたり、**大事なのは得意な領域で勝負すること**です。人には「向き・不向き」があって「向いていること」をやったほうがいいのは明白です。

こうした話をすると「できないことに挑戦するのは意味がないということですか」と聞かれることがあります。

決してそんなことはありません。挑戦や努力によって「できないこと」ができるようになるのは、大事なことですし、素晴らしいことです。

だからといって、どんなことにでも労力を注ぎ、努力するのがいいことだとは私は考えていません。

小さな子どもが「箸を上手に使えるようになる」とか「言葉を習得する」のは大事ですし、基本的なことは誰もが練習、努力することで身につけていく必要があります。

しかしそれ以上のことになると、やはり**人によって「努力すればできること」と「努力してもできないこと」があります。**私は原則として「努力すればできること」に自分の労力や時間を割くことが大事だと考えています。

外科医の世界では「手先が器用であること」が非常に重要です。

しかし、もともと不器用な人が努力で器用になることはまずありません。自分なりの上達はあっても、優れたレベルに達することは難しいでしょう。

自分スタイルで生きていくとき、この見極めはとても大事になってきます。

私はさまざまな人を見てきて思うのですが、自分が努力して「できるようになるのか」「そうでないか」はたいてい自分でわかっています。

あとは**それを受け入れ、自分らしい生き方を選んでいけるか**です。

これは決してチャレンジを否定しているのではなく「自分らしい生き方」を選び取るための話です。

第11章

自律神経を整え、人生を豊かにする行動習慣

90

生きている意味を考えてみる

最終章のテーマは「人生を豊かにする」です。

私は長く自律神経の研究を続けながら、さまざまな講演をしたり、取材を受けたりしてきました。**その体験は、私にさまざまなことを考える機会をくれました。**

もちろん多くは自律神経に関わることですが、突き詰めれば突き詰めるほど、その本質は宗教的であったり、哲学や思想の領域に踏み込んでいくこともめずらしくありません。

それも決して不思議なことではなく、昔から宗教によって人は心の平安や安静を得てきましたし、哲学や思想によって自分なりの考えをブラッシュアップしたり、「生きる軸」をつくったりしてきました。

それらはすべて自律神経と密接につながっています。

この章では、たとえば「生きているうちは『毎日が修行』」という項目で、私たちが生きている意味についても考えます。困難が降りかかったとき、それに向き合う人もいれば、すぐに逃げ出してしまう人もいるでしょう。

私は医師であり、社会の善悪を裁く立場にはありませんから、そのどちらの人も自律神経を整え、コンディションよく生きてほしいと願っています。

あるいは、豊かな人生を送るために「おはよう」と「ありがとう」を気持ちよくいう。そんな題材も取り上げていきます。

「なんだ、そんなことか」と思う人もいるかもしれません。しかし「おはよう」と「ありがとう」を日々気持ちよくいえる人生なんて、それこそ豊かだと思いませんか。

そのほか「人との関わり」について「余計な敵をつくらない話」などバラエティに富んだテーマを展開します。

あなたの人生を豊かにするヒントがひとつでも見つかることを願っています。

91 生きているうちは「毎日が修行」

2022年のクリスマス、義理の父が亡くなりました。年齢も年齢でしたし、私も妻も医師で本人の状況は十分過ぎるほど把握していたので、冷静に受け止めることができました。

葬儀のとき、お坊さんがこんな話をしていました。

生きているうちはずっと修行をしているようなもの。その修行を終えるとき人は亡くなっていく。そう考えると、死を迎えるのもそんなに悪いものではありません。

生きているうちは毎日が修行。

この言葉には私も大きくうなずきました。私たちの日常には嬉しく、楽しいこともありますが、辛いこと、苦しいこともかなりあります。そんな状況で私たちが何をしているかといえば、「修行をしている」と捉えるのはなんだかとてもしっくりきます。

「修行」と聞いて、辛く、苦しいイメージを抱く人も多いかもしれませんが、**私はこの言葉を聞いて、どちらかというと励みになりました。**

嫌なことをいわれたり、辛い状況に追い込まれたとしても「そりゃそうか」「修行なんだから、楽なことばかりではないか」と妙に合点がいくからです。

じつは**この受け止め方こそが自律神経を整えるコツ。**

自分の身に不幸や苦難が降りかかったとき、それをどう受け止めるか。

「修行なんだから、そういうこともあるよね」とあっさりと受け入れ**「修行なんだから、コツコツやっていくしかないか」**と少しでも前向きに思えたら、その瞬間から自律神経は整います。

話は少し逸れますが、私は仕事柄、人が最期を迎える瞬間に立ち会う機会が多くあります。息を引き取られるとき、人は本当に穏やかな顔になります。

それが「修行を終える瞬間の顔」だとしたら「たしかにそうかもしれない」と思わずにいられません。

92 がんばるのも修行、逃げるのも修行

人生は毎日が修行。

この話をした際「苦難が降りかかったとき、それに向き合ってがんばっている人は修行かもしれませんが、苦難から逃げ出す人はどうなんですか」と質問されたことがあります。

なかなか興味深い視点です。

苦難に向き合い、がんばっている人に比べて、逃げてばかりいる人は修行にならないんじゃないか。そんな指摘はもっともかもしれません。

しかし、さまざまな人生を眺めてみると、**逃げたからといって楽で幸せな人生が待っているかといえば、そんなことはありません。**一時的に楽にはなるかもしれませ

んが、逃げた人生には「逃げたなりの人生」が待っています。

「逃げる」に限らず、人に迷惑をかけている人、相手を裏切る人、陰口をいう人、他人のせいにする人などいろんな人がいますが、そういうことをしている人たちにも相応の辛さがやはり降りかかっています。

まさに、人生はプラスマイナスゼロ。

逃げてばかりいたり、人に迷惑をかけている人も結局は修行をしているのです。

私は聖人君子ではありませんし、そもそもこの本は「いい人間として生きるススメ」でもありません。

苦難に向き合い、他人に迷惑をかけないようにがんばっている人も、逃げてばかりで迷惑をかけまくっている人も、種類は違えど、同じように修行をしているのだと私は思っています。

自分の人生においてどんな修行をするか。それは自分次第です。

私が医師として感じるのは、どんな人生もプラスマイナスゼロで、死ぬときはみんな平等だということです。

93

「今から取り戻せるもの」に意識を向ける

前向きに生きる。

よく耳にする言葉ですが「前向きに生きる」とはいったいどういうことでしょうか。

私は**「前向き」とは「今から取り戻せるものに意識を向けること」**だと捉えています。

たとえば、仕事でミスをして降格してしまった。そんなとき「起こしたミス」について考えるのは決して悪いことではありません。

しかし「どうしてあんなことをやってしまったんだろう」「なんであの瞬間に気づけなかったんだろう」と過去を振り返り、後悔ばかりしているとしたら、それは前向きとはいえません。今からではどうしようもないことだからです。

一方で「あの瞬間、こんな確認をしていれば、同じミスは起こらなかっただろう」「こういう事態が起こったときは、一度冷静になって考えるようにしよう」などと反省するような**「これからのための行為」**を私は前向きと捉えます。

普段、仕事をしたり、生活したりしていれば、さまざまな問題が起こります。

そのときはぜひ前向きになってほしいと思います。取り戻せないことをクヨクヨ考えるのではなく、「今から取り戻せるもの」に意識を向ける。

よく「人生のターニングポイント」と表現しますが、私は常々**「何かが起こった瞬間」でなく「次の瞬間」が大事**だと考えています。

ラグビーの試合で脊髄損傷を負い、首から下が動かなくなってしまった後輩がいます。彼にとってのターニングポイントはその事故が起こった瞬間ではなく、その後、彼が前を向いて生きていこうと動きはじめた瞬間なのだと思います。

起こってしまったことではなく、今から取り戻せるものに意識を向ける。

言葉にするのは簡単ですが、これはときに非常に厳しいメッセージでもあります。

でも、それが本当の意味での「前向きに生きる」だと私は考えています。

94

「おはよう」と「ありがとう」を気持ちよく口にする

何度も述べていますが、自律神経を乱すことなく生きていく上で、邪魔になるもののひとつが「人の評価」です。結論からいえば、人の評価を気にすることなく、「自分がどうしたいか」を常に見つめていくことが大事です。

といっても、なかなかうまくはいかないでしょう。

講演をしていても**「どうしたら人の評価を気にせず、暮らすことができますか」**と質問されることがよくあります。

非常に難しいテーマです。

ただ、私がそこで思うのは、どんな場面においても「自分にできることをやる」。それが第一です。結果や評価は自分のコントロール外なので、そこはしっかり切り分けることです。

そして、自分ができることの中で、私が一番おすすめしているのは「おはよう」と「ありがとう」を気持ちよくいうことです。

あなたは今日、何回「おはよう」と「ありがとう」を気持ちよくいったでしょうか。

明日これを意識するだけで、今日よりもはるかにたくさんの「おはよう」と「ありがとう」をいうことができるでしょう。

自分ができることに目を向けるとは、そういうことです。

人に評価されないとき、誰だって愚痴のひとつもいいたくなります。うまくいかないことがあれば、気分が落ち込むこともあるでしょう。

しかし、そんなときでも「おはよう」と「ありがとう」だけは気持ちよくいう。とても素敵な人だと私は思います。

この章のテーマは「人生を豊かにする」ですが、あなたが考える豊かな人生とはどういうものでしょうか。少なくとも、私は「ありがとう」と「おはよう」を日々、気持ちよくいっている人の人生は豊かだと感じます。

95

力を発揮するには「6割の力」でやる

なんでも全力でやるのがいいかといえば、決してそんなことはありません。

「力を抜く」というと、ネガティブなイメージを持つ人もいるかもしれませんが、私は**相応に力を抜くことは大事**だと考えています。

人生には120％の準備をして、全力を傾ける瞬間がたしかにあります。

しかし、往々にして人生は長期戦。流れがいいときもあれば、悪いときもあり、その中で生き抜くことが重要です。

そこでの極意が「たいていのことは6割か、7割の力でやる」です。

やや誤解を生む表現かもしれませんが、なんでも全力でやっていると、当然疲れてしまいます。全力でやって報われないことが続くと、私が繰り返し述べている「期待しない」「評価に揺さぶられない」「コントロール外のことは切り分ける」のも難しくなります。評価を求めたくもなりますし、いろいろ期待してしまうのが人間というものです。

ただ、ここで考えてほしいのは**「今あなたが全力を傾けているのは、それだけの価値があるものか」**です。

忙しさに追われ、職場やコミュニティの人間関係に悩まされながらやっているその業務は、あなたの人生において「全力を傾けるべきもの」でしょうか。

少しクールに、穏やかに考えてみれば**「6割、7割の力」でやるのが適切であることも多い**はずです。

肉体的にも、精神的にも上手に力を抜くことは、結果として自律神経を整え、あなた自身のメンタルの安定にもつながりますし、かえってパフォーマンスが上がることさえあります。日々の仕事や生活で**「ちょっとしんどいな」と感じているとしたら、それは力を注ぎすぎかもしれません。**たいていのことは6割か、7割の力でやってみる。その意識を持つだけで、かなり違いがあるはずです。

96

「心を動かすこと」と「体を動かすこと」を休まない

この章は「人生を豊かにする」がテーマですが、そもそも「豊かな人生」とはどういうものでしょうか。人によって捉え方はいろいろですが、私が思うのは「常にワクワクできる人生」です。何かを成し遂げたとか、大金を稼いだとか、そうしたことも豊かさの要因かもしれませんが、それがあろうとなかろうと、**毎日ワクワクして過ごせたら、こんなに豊かさを感じることはありません。**

そのために必要なのは「休まないこと」だと私は考えます。

もちろん、まったく休息を取らず、働き続けるという意味ではありません。

ここで私がいいたいのは「心を動かすこと」と「体を動かすこと」。

何歳になっても、自分がどんな境遇になったとしても、新しい何かに興味を抱き、調べたり、勉強したりすることはできます。

その**感性のアンテナを磨き続ける**こと。それが「心を動かすこと」であり、休まないことです。

さらには、体を動かして、どんどん外にも出ていってほしいと思います。家に閉じこもっていてはワクワクするための刺激を得ることができません。

私はよく「**自分の人生が最高のものだったら、今日は何をするだろう**」と考えます。お金も、時間も、心の余裕も、人とのつき合いも、すべてが最高の人生だったら、今日はいったい何をするだろう。もしかしたら、旅行に出かけるかもしれませんし、友人を誘って食事に行くかもしれません。美術館へ行くかもしれないですし、先祖に感謝しお墓参りに行くかもしれません。

もし、自分の人生が最高だったら何をするか。そんなふうに自分の「行動スイッチ」を入れるのもおすすめです。

最高の人生をイメージして、日々自らの「行動欲」を引き出していたら、間違いなく、あなたの人生は「イメージした通りのもの」に近づいていきます。

97

嫌いな相手であっても「協力を惜しまない」

第4章で「邪魔をしない」という話をしました。

相手を変えることはできないし、相手がいい感じで進んでいるときはせめて邪魔をしない。そんなメッセージです。

そこからさらに一歩進んで、**たとえ嫌いな相手であっても、相手に何かいい流れが来ているなら協力してあげる。**この姿勢や考え方も大事だと私は思っています。

自分が嫌いな後輩が自分よりも出世したり、活躍したりする場面で、あなたに何かしらの協力を求めてきたとします。

さて、あなたはどうするでしょうか。

心情的にはいろいろ思うこともあるでしょう。でも、私が助言するとしたら「ぜひ協力してあげてほしい」。それに尽きます。

もちろん相手のためもあります。しかしその状況で**「協力を拒む自分」と「協力してあげる自分」だったら、どちらが気持ちよくいられるでしょうか。**

おそらく後者だと思います。後者のほうがきっと気持ちよくいられますし、自律神経も整います。

現実的なところをいえば、人生はどこで、どう変わるかわからないので**余計な敵をつくる必要はありません。**協力できるときは協力しておいて損はないのです。

そうした生き方をしている人のほうが結果として「いい流れ」を呼び込むのだと私は感じます。

運命や縁のような人知を超えた意味合いでもそうですが、そもそも余計な敵をつくらず、相手のためになる意思決定ができ、おまけに自身の自律神経も整っていれば、いい流れが巡ってくるのは必然です。

もうひとつだけつけ加えるなら、それでいて、与えた恩は忘れることです。**与えた恩をいつまでも覚えていても自律神経を乱すだけ**です。

98

うまくいっても「自分の手柄」にしない

何かを成し遂げたとき、その手柄の割合を考えてみてください。

完璧に自分ひとりで成し遂げたのなら、それは100%自分の手柄。これは問題ありません。問題はその先です。

誰かとふたりで「50%ずつ」の労力によって成し遂げたとき、あなたはどんなふうにその手柄割合を語るでしょうか。

おすすめなのは、50%相手が関わっているなら「すべて相手のおかげ」といっておくこと。30%でも、そういっておいて間違いないでしょう。

それよりも相手の割合が低いとしても**「○○さんのおかげでできた」「○○さんがいなければできなかった」**といっておくべきです。

結局、**相手の印象に残っているのは「実際の手柄割合」ではなく「あなたがどう表現したか」**です。あなたが「全部、自分でやった」というような言い方をすれば、「あの人は何でも自分の手柄にしてしまう」と思われるのがオチ。その印象を覆すことは一生できないと思ったほうがいいでしょう。

反対に、自分が何かを手伝ったときは「私は何もやってない」といっておくに限ります。相手がどんな言い方をしようと、手柄を独り占めしようと関係ありません。**そう決めておくと、まったくストレスがありません。**

誰が、どれだけ貢献したかなんて、捉え方は個人的かつ身勝手なものです。「50%ずつやった」とあなたが思っているとき、相手は「80%自分でやった」と思っています。それなのに「50%ずつやった」とあなたがいえば、「手柄を自分のものにする人だ」と相手はあなたを思うでしょう。

そんなところで余計な敵をつくったり、余計に評価を落とす必要はありません。

そもそも「成し遂げたもの」も、その瞬間は「すごいことをやった」と感じるかもしれませんが、年月を経て振り返ってみるとたいした功績でもないものです。

99

寝る前に「今日もよくがんばった」と自分をねぎらう

私がよく行くパワースポットというか、リフレッシュポイントに神奈川県鎌倉にある霊園があります。高台にあって海もよく見えますし、天気がいい日は真正面に富士山がそびえ、とても気分がよくなります。

近年、日本のお墓もずいぶんと雰囲気が変わってきて、昔ながらの長方形の墓石だけでなく、海外のお墓にありそうなさまざまなデザインの墓石が増えてきました。

石に彫るのも名前だけでなく、いろいろな言葉を刻み込む人が増えました。「ありがとう」「楽しかった」、さらに「心」というものも見かけます。その言葉だけでも故人の人柄や雰囲気を感じ取れる気がします。

「自分だったらどんな言葉を刻むだろう」と私も考えてみたことがあります。

そこで思い至ったのが、**「よくがんばった」**でした。

自分に対してもそうですが、もし私が誰かの最期を見送るときも、やはり同じ言葉をかけたいと思います。**どんな人も、その人なりの人生をがんばって生きています。**生きているうちは修行ですし、大金持ちになった人も、ワクワクできる人生を送ってきた人も、大病で苦しんだ人も、事故や災害で無念の死を遂げた人も、すべての人に変わらずに送りたいのが「よくがんばった」だと思ったのです。

その言葉が頭に浮かんだとき、そうか、**私たちは日々「よくがんばった」と自分にいえるように生きていくことが大事なんだ。**そんなことも感じました。

夜寝る前に「今日も一日よくがんばった」と一日を終える。

うまくいく日もあれば、失敗ばかりの日もあります。自分なりに精いっぱいやれた日もあれば、サボってばかりの日もあるでしょう。

でも、そんな一日をがんばって生きたのならば、それでいいのです。

そして、**幸運にも明日を迎えることができれば、また「新しい人生」がはじまります。**人生とは、そういうものです。

「はじめる」を応援する11のメッセージ

1
何かをはじめるにあたり、最初に必要なことは何でしょうか。
それはズバリ「机の上をきれいにする」です。

2
「今日、1時間だけ○○をする」を実行すると、
ただ流れていく一日に「特別な時間」が誕生します。

3
自分にできること、コントロールできることを粛々とやる。
それが流れに翻弄されない極意です。

4
大事なのは「相手を変えようとしない」。
相手は別の人格で、原則として人は変わりません。

5

嫌な気持ちになったときは、
とにかく上を向いてください。

6

上機嫌でいることはこれ以上ない健康法のひとつなのです。

7

どんなときでもいいのでガムを噛む習慣はおすすめです。

8

ただスニーカーを履くだけで、世界が軽やかになります。

9

免疫力を高めたいなら、腸内環境を整えるのが一番です。

10

人間のバイオリズムとして午前中は自律神経の状態がよく、
仕事やその他の用事を効率よく進めることができます。

11

少なくとも、私は「ありがとう」と「おはよう」を日々、
気持ちよくいっている人の人生は豊かだと感じます。

おわりに

最後までお読みいただき、ありがとうございます。

本書『はじめる習慣』は『整える習慣』（2021年2月）、『リセットの習慣』（2022年8月）に続く、第三弾のような位置づけにあります。

といっても、それぞれ独立した本なので、すべてを読まなくても、順番に読まなくても、十分に価値を感じていただけるつくりになっています。

第一弾の『整える習慣』は新型コロナウイルスの感染が拡大し、世の中が混乱と、ある種の興奮状態にある中、刊行しました。**誰もが経験したことのない恐怖や不安を感じ、「自らの心身を整えること」が何より大事な時期**だったといえます。

それから1年半後に『リセットの習慣』を刊行しました。

まだまだコロナ禍は続いているけれど、当初のような恐怖や不安というよりは、鬱々とした日々が続き、**沈滞し、抑圧された精神状態の中、私たちには気持ちを切り**

替える、文字通りの「リセット」が必要でした。

そして、本書『はじめる習慣』の刊行となります。

本書のキーフレーズは「今日が一番若い」「今日が新しい人生のはじまり」です。

心身を整え、リセットした次の段階にあるのは「はじめる」こと。

今日から何かをはじめてみる。あるいは、日々続けていることでも、今日からまた新鮮な気持ちでスタートする。そんなメッセージを込めました。

書籍を執筆したり、講演をしたりすると、ときどき「小林先生のおかげで元気になりました」「前向きになれました」と嬉しい感想を伝えてくれる方がいます。

とても嬉しい感想ではありますが、それは決して「私のおかげ」ではありません。

どんな人も「自分を救えるのは自分だけ」だからです。

私は「あなたが、あなた自身を救う」手助けをしたり、ささやかなきっかけを提供しているに過ぎません。

これまでの本でも、私は「期待しない大切さ」を何度となく伝えています。これは「誰かのせいにしない」「誰かをあてにしない」と言い換えることもできます。

一見すると厳しい言葉かもしれませんが、**「すべては自分なんだ」と思えることで、私たちは過度に自律神経を乱さなくなります。**

本書を読んで、何かを「はじめる」ことになれば、きっとあなたの人生は前向きに動き出します。本書を読んで、明るく元気になる人もいるかもしれません。

しかし、それは書籍があなたを救ったのではなく、あなた自身が、あなたを前向きにしたり、元気にしたりしているのです。

あなたにはその力があります。

生きていればいろんなことがあり、昨日は散々な「負けゲーム」で、今日は敗者復活戦を戦わなければならない日もあるでしょう。

でも、あなたは自分自身で自らの状態を整え、心身をリセットし、新しい人生をはじめることができます。

あなたが日々ワクワクしながら人生を送っていくことを、自律神経研究の専門家として、ひとりの人間として、私は心から願っています。

小林弘幸

本書は書き下ろしです。

日経ビジネス人文庫

はじめる習慣《しゅうかん》

2023年12月1日 第1刷発行
2024年10月21日 第7刷

著者
小林弘幸
こばやし・ひろゆき

発行者
中川ヒロミ

発行
株式会社日経BP
日本経済新聞出版

発売
株式会社日経BPマーケティング
〒105-8308 東京都港区虎ノ門4-3-12

ブックデザイン
井上新八

本文DTP
ホリウチミホ（nixinc）

印刷・製本
中央精版印刷

Printed in Japan ISBN978-4-296-11773-4